Dieta Keto Y Ayuno Intermitente-Consciente

3 LIBROS EN 1

La Colección más Completa para Adelgazar Rápidamente, Ayunar Adecuadamente Y Tener más Energía a través de la Conexión Físico-Mental

Autora

Alicia Morales

Tabla de Contenido

Introducción Dieta Cetogénica

La dieta cetogénica ha causado revuelo en los últimos 5 años en el mundo de la salud y el fitness, famosa particularmente por los beneficios que otorga al momento de perder grasa rápidamente. ¿Por qué se ha hecho tan popular? ¿Qué la diferencia de otras dietas? ¿En qué consiste? ¿Por qué dicen que es tan efectiva?

Para entender la dieta cetogénica, primero hay que saber que ésta no apareció de la nada ni es ningún invento de alguna marca o empresa para impulsar la venta de programas, productos y servicios, aunque no habrá quienes quieran aprovecharse de esta nueva tendencia para engañar a los incautos. La dieta cetogénica es el resultado de años de investigación científica respecto a las formas y los métodos de perder peso de la manera más eficaz, eficiente y segura posible, pues estudios en distintas áreas han demostrado que, por ejemplo, algunas dietas solo son buenas a corto plazo -lo que las hace insostenible y dañinas a largo plazo- con beneficios que no son capaces de alcanzar los que ofrece la dieta cetogénica; algunas otras dietas, obedeciendo a los principios de eficacia y seguridad, pueden llegar a demorar más tiempo del que las personas están dispuestas a esperar haciendo que, en ocasiones, los más desesperados opten por adoptar una versión extrema de ciertas dietas que, a la larga, solo genera impactos negativos generalizados en toda la salud de sus cuerpos, alterando el sistema hormonal, digestivo y cognitivo incluso; existen otras dietas que, por el contrario, no son ni tan efectivas ni tan eficientes, pero al menos garantizan la seguridad en la salud al ofrecernos distintas estrategias para mantenernos sanos mientras perdemos peso. Sin embargo, usualmente los alimentos que nos ofrecen estos métodos no son los más agraciados para nuestros paladares, requiriendo alimentos que no solemos consumir -por lo tanto, no estamos acostumbrados y pueden gustarnos o no- y que su preparación no necesariamente representa algo que comeríamos en algún restaurant gourmet.

En este sentido, el descubrimiento de la dieta cetogénica como estrategia para la pérdida de grasa y de peso corporal ha sido el resultado de infinidad de investigaciones, pruebas y experimentos relacionados con la alimentación orientada a estos finos. Cuando los investigadores quisieron responder "¿cuál es la mejor manera de perder grasa?", y llegar a la dieta cetogénica como respuesta, causó un revuelo tal que hoy en día es una de las formas más adoptadas para garantizar la pérdida de peso de manera saludable, en un tiempo relativamente corto y, por supuesto, con unas delicias que nos acompañen en nuestro viaje.

Si queremos comenzar a entender qué es la dieta cetogénica, ya no solo basta de donde viene a nivel investigativo y científico, sino también a nivel conceptual. En términos sencillos, la dieta cetogénica refiere a la utilización de la grasa corporal como combustible para nuestro cuerpo, en vez de los ya tan temidos y satanizados carbohidratos. Este proceso de utilizar las grasas almacenadas en nuestro cuerpo hace que nuestro metabolismo reaccione comenzando por desprender la grasa y a transformarla en algo que se denomina cuerpos cetónicos que posteriormente serán distribuidos a todo el cuerpo por medio de la sangre para que el organismo continúe funcionando con normalidad. También es importante tener claro cómo funciona nuestro cuerpo para poder darle un lugar a la dieta cetogénica en toda esta nueva oleada.

Para que el cuerpo desarrolle y mantenga en un funcionamiento óptimo, éste obtiene su combustible de dos fuentes principales: los azúcares que encontramos en todos los carbohidratos, y las grasas. Los azúcares comprenden todos esos alimentos ricos en carbohidratos y que usualmente los relacionamos con las pastas, panes, arroz, papas, etc; la segunda fuente de energía, las grasas, las obtenemos directamente de los distintos tipos de carnes - tanto las blancas como las rojas-, así como de los vegetales, huevos, mantequillas, aceites, frutos secos. El cuerpo, de manera natural, está configurado para utilizar a los carbohidratos y azúcares como fuente principal de energía, mientras que simultáneamente busca almacenar las grasas que ingerimos para tenerlo como fuente de energía secundaria y de emergencia; así como existen generadores de energía de emergencia en los hospitales en caso de algún apagón que haga que peligre el funcionamiento de los equipos necesarios para mantener con vida a las personas, lo mismo hace nuestro cuerpo con los alimentos. Así, cuando el cuerpo se encuentra en un déficit calórico sumamente alto, éste comenzará a utilizar la grasa como fuente de energía de emergencias, ya sea para complementar a los pocos carbohidratos que dispone y utiliza como combustible, o para sustituirlo como principal fuente de energía. En este proceso, cuando las reservas de carbohidrato son insuficientes, el hígado interviene para procesar la grasa en unas moléculas llamadas cetonas. Por eso el nombre de esta estrategia se denomina dieta cetogénica, porque su principal objetivo es producir cetonas. En este punto resulta necesario hacer una distinción conceptual clave, en la que separamos lo que es la grasa propiamente de las cetonas; la primera, la entendemos como aquel componente que ingerimos y almacenamos en nuestro cuerpo para utilizarlo en caso de ser necesario;

mientras que la segunda, las cetonas, son el producto transformado proveniente de la grasa que se utiliza efectivamente como combustible, no como reservas. Así, para que el cuerpo comience a quemar la grasa transformándola en cetonas, necesita entrar en un estado de cetosis, convirtiendo tu cuerpo en una máquina devoradora de grasas que te otorgan una enorme cantidad de energía. Esta energía viene, precisamente, de las grasas que quemas incluso mientras estas dormido.

La principal característica de la dieta cetogénica es que es extremadamente baja en carbohidratos, pretende eliminar por completo los alimentos que posean gluten y, en consecuencia, consiste en el consumo únicamente de alimentos naturales. Además, hay que evitar la gran mayoría de los carbohidratos, como los que mencionamos con anterioridad, y optar por aumentar el consumo de las grasas naturales. Por esta razón, es que la dieta cetogénica es llamada como una dieta baja en carbohidratos ultra mejorada, porque lleva al consumo de grasas corporales, tanto por la alimentación como por su uso como combustible, mientras que mantiene niveles especialmente bajos de carbohidratos.

¿Por qué funciona? Los investigadores y científicos aun no llegan a una misma causa con amplia aceptación. Sin embargo, se especula que el éxito de esta estrategia se debe más que todo a factores evolutivos; resulta ser que, evolutiva y biológicamente hablando, nuestro cuerpo no está ni diseñado ni preparado para procesar la cantidad de carbohidratos que consumimos hoy en día, pues en nuestros tiempos primitivos, nuestro acceso a alimentos de este tipo era más dificultoso de lo que es nuestros días, no solo por las cantidades inimaginables de carbohidratos que son producidos diariamente en nuestra economía, sino también por la facilidad de acceso, pues en casi cualquier lado podremos comer algún alimento que tenga azúcares, como las golosinas, que además está demostrado tienen un componente adictivo que nos hace querer perseguirlas todavía más. Así, la capacidad industrial y económica de las sociedades humanas han avanzado y evolucionado infinitamente más rápido que nuestro cuerpo, pues básicamente tenemos el mismo organismo que hace cientos de miles de años atrás, por lo que no estamos especialmente diseñados para procesar eficaz y eficientemente alimentos y carnes procesadas.

Según las publicaciones científicas, una de las principales ventajas de la dieta cetogénica es que se puede perder peso - específicamente, quemar grasas- sin tener que pasar hambre, como usualmente pasa con las dietas tradicionales. Además, esta quema de grasa no necesariamente implica atravesar una serie de síntomas comunes cuando iniciamos alguna dieta para perder grasa; más bien, la dieta cetogénica es capaz de mejorar el funcionamiento de nuestro cuerpo durante el proceso al reducir las migrañas, la acidez estomacal, el acné, normaliza la presión arterial -al reducir las grasas, ayuda a controlar la glicemia, mejora nuestra capacidad física y mental al hacernos disponer de mayores cantidades de energía y, sobre todo, nos ayuda al autocontrol a evitar que nos den antojos de comidas dulces altas en carbohidratos. Además, al disminuir el apetito y aumentar la saciedad, no es necesario contar calorías y podrás comer cada vez que te de hambre sin perder los beneficios de un cuerpo más eficiente y la pérdida de peso.

Es importante hablar de cómo la dieta cetógenica puede tener una influencia positiva en pacientes con epilepsia refractaria, pues sirve de tratamiento para evitar las crisis epilépticas incluso en pacientes cuyos tratamientos no hayan podido dar buenos resultados. La dieta cetogénica, por ser alta en lípidos, balanceado/adecuado en proteínas y con niveles bastante bajos de carbohidratos, provoca la cetosis. Esto hace que el cuerpo libere dos cuerpos cetónicos, denominados: beta-hidroxirutero, acetoacetato y acetona, principalmente, productos de la oxidación de ácidos grasos en el hígado -que es el órgano que juega un papel protagónico en la dieta cetogénica- y la producción de los niveles de glucosa en el torrente sanguíneo. Su función es proporcionar un sustrato que sea una alternativa a la glucosa para proporcionar energía al individuo. También juegan un papel importante en el cerebro en fase de desarrollo, debido a que constituyen elementos esenciales para la biosíntesis de los lípidos y las membranas celulares. Las dietas cetógenicas proporcionan un incremento de los niveles de colesterol HDL y reducen las concentraciones de triglicéridos en la sangre, esta función las ha hecho ser consideradas como cardio protectoras; estas, a su vez, disminuyen los niveles sanguíneos de insulina y la presión arterial, mejorando así el metabolismo en la glucosa.

Ahora, cuando hablamos de epilepsia refractaria -también conocida como aquella epilepsia que es capaz de resistir los efectos de los fármacos antiepilépticos y la terapia- nos referimos a aquel tipo de epilepsia que no ha podido evolucionar más allá de los episodios de crisis a pesar de una correcta adecuación de su respectivo tratamiento y procedimientos de mejora. Para tener en cuenta cuándo se trata de alguna epilepsia normal y cuándo se trata de una epilepsia refractaria, tiene que asegurarse de que el paciente sufra auténticas crisis epilépticas y que no se trate de otro evento paroxístico no epiléptico; además, asegurarse de que la medicación recetada haya sido la apropiada para el tipo de síndrome epiléptico que se tenga, y que el paciente lo cumpla a cabalidad. El último factor, es que el paciente lleve un estilo de vida saludable en el que, además, se eviten los factores que puedan desencadenar los ataques (ingesta de alcohol, drogas, privación de sueño). Dentro de los casos con epilepsias, un 70% va a responder normalmente de manera adecuada al usar los tratamientos con fármacos antiepilépticos, mientras que el otro 30% no lo va a lograr; precisamente este 30% de personas son las que pueden optar por una cirugía para que las crisis epilépticas se detengan, o con una dieta cetogénica que les va a ayudar a evitar estos ataques.

La dieta cetogénica cambia el metabolismo energético celular, el estado de hidratación neuronal y la composición de las membranas celulares debido al desuso de la glucosa como medio para conseguir ATP. La cetosis producida durante el uso constante de este régimen alimenticio lograría disminuir los radicales libres y el estrés oxidativo que este conlleva, lo cual desencadena en una mejora en el estado REDOX, logrando promover la biogénesis mitocondrial, lo que a su vez incrementa la síntesis de glutatión mitocondrial. Con mayor rendimiento por parte de las mitocondrias, la expresión de proteínas especificas se ve mejorada y, con ello, el metabolismo energético. Al actúa directamente sobre los factores de transcripción, así mismo se demostró que el acetato y la acetona tienen un rol para disminuir las crisis, dado que incrementa el alfa z-glutarato y se disminuye el succinil COA y se produce más gaba.

Para comprender con mayor profundidad el efecto de la dieta cetogénica, debemos conocer que el proceso de fosforilación oxidativa, de la cual forma parte la cadena respiratoria, crea radicales libres en las células. En grandes proporciones, los radicales libres pueden causar daños en las células, mientras que los antioxidantes inactivan los radicales libres del oxígeno y reducen los efectos dañinos de estos radicales libres. El estrés oxidativo ocurre cuando hay un desequilibrio en las células debido a un aumento en los radicales libres y/o una disminución en los antioxidantes. La cetosis, provocada por la dieta cetogénica, genera una disminución de los radicales libres y, por tanto, del estrés oxidativo, de manera que se va a mejorar el estado redox, promoviendo la biogénesis mitocondrial. La biogénesis mitocondrial es un proceso altamente regulado donde, debido al número limitado de proteínas que el adn mitocondrial codifica, es necesaria la intervención de adn nuclear que codifica para proteínas mitocondriales. Esto genera a su vez un incremento en la síntesis de glutatión -el principal antioxidante de las células- que ayuda a proteger a las células de las especies reactivas de oxígenos como los radicales libres. Por tanto, este nutriente permite el mantenimiento de un ambiente mitocondrial apropiado, lo que permite generar un mayor rendimiento de las mitocondrias, de manera que va a ejecutarse una reutilización de ATP más eficiente, lo que se traducirá en el organismo como un mejoramiento en el metabolismo energético. Por otro lado, el incremento de GABA, como consecuencia del aumento del alfaceto gluterato y la disminución del succinil COA, genera cambios en la excitabilidad de la corteza cerebral; el GABA es un neurotransmisor que actúa en las sinapsis inhibidoras del cerebro, uniéndose a los receptores transmembranales específicos en la membrana plasmática, esta unión provoca la apertura de canales iónicos que generan un cambio negativo en el potencial transmembranal. Por lo tanto, al aumentar la concentración de GABA, se va a producir una disminución en la excitabilidad de la corteza cerebral, debido al incremento del efecto inhibitorio que se produce a través del circuito indirecto de los ganglios basáles; al disminuir la excitabilidad de la corteza cerebral, se disminuyen los episodios epilépticos. Cabe tener en cuenta que su relevancia como tratamiento para la epilepsia refractaria en niños se debe a que en esta etapa de la vida se produce con mucha mayor facilidad los cuerpos cetónicos.

Los pacientes deben ser hospitalizados previamente a la inducción a la cetosis. La dieta cetogénica se puede iniciar con un período de ayuno de 24 a 72 horas con un aporte hídrico equivalente a un 75-80% de los requerimientos con control de acetonuria cada 6 horas. Una vez lograda la acetonuria de tres cruces, se debe dar inicio a la dieta propiamente con un tercio del aporte de energía en el primer día, dos tercios en el segundo, y el aporte energético total en el tercer día. La relación calorías-grasas con calorías-no grasas a usar es 4:1. En la dieta se deben usar suplementos multivitamínicos y calcio. Los pacientes epilépticos deben mantenerse hospitalizados para evaluar la tolerancia a la dieta y educar a la familia para la adecuada preparación posterior a la alimentación en el hogar.

La cetosis a través del alimento

Hemos hablado un poco sobre la cetosis anteriormente pero, ¿realmente sabemos de qué hablamos cuando decimos <cetosis nutricional>? Seguro que muchos de ustedes no lo tienen muy claro, es por eso que antes de hablar de cualquier otra cosa, vamos a aclarar qué es esto.

La cetosis nutricional es un estado fisiológico, no patológico. Se caracteriza por la elevación de cuerpos cetónicos en nuestro organismo. Estas son moléculas que se generan por la oxidación de grasa. Esto sin duda ocasiona que el estado de cetosis sea ideal para perder peso en grasa. Actualmente los cuerpos cetónicos están en la mira de todos los expertos no solo por su papel en la pérdida de peso, sino porque se están haciendo estudios que revelan que este tipo de cuerpos cetónicos pueden hacer maravillas en la lucha contra el cáncer y enfermedades neurodegenerativas.

Pero ¿de dónde salen estos cuerpos cetónicos? Se producen en la mitocondria el hígado, la mitocondria es una pequeña organela dentro de las células que produce los cuerpos cetónicos pero solo cuando se dan ciertas circunstancias específicas, es decir, no los produce de forma regular o constante. Para la producción de las cetonas tienen que existir ciertas características endocrinas y metabólicas:

- Niveles bajos de insulina
- Glucagón y hormonas reguladoras en altos niveles.

Una de las formas más populares de lograr tener este par de características en el cuerpo, es, cómo no, la dieta cetogénica. Aunque definitivamente no es la única forma de hacerlo y ahora vamos a hablar de eso. Teniendo en cuenta siempre que la dieta cetogénica demuestra ser la más eficaz para entrar en la cetosis nutricional. Pero antes ¿cómo sé cuándo estoy en cetosis? La forma más ideal de saberlo es haciéndose un test de cetonas, hay algunos caseros y otros que hacen en hospitales y clínicas.

Cetosis nutricional se considera cuando el betahidroccibutirato, que es el principal cuerpo cetónico en sangre, cuando va de 0.5 a 3 mili mol/litro. Cuando se está por debajo de 0.5 no se está en cetosis nutricional. Lo ideal es no estar por encima del 3 ya que se considera un nivel demasiado elevado, es importante recordar el viejo dicho "todo en exceso es malo", esto incluye las cosas buenas.

¿Cómo entrar en cetosis más allá de la dieta cetogénica? Estos seis puntos te ayudarán a potenciar el resultado de tu dieta y además te servirán para comprender cómo funciona el cuerpo.

1. Restricción de carbohidratos. Básicamente en esto se basa la dieta cetogénica, claro. Hay un límite teórico que se establece en los 50g de carbohidratos al día. Si se consume 50g o menos se estaría entrando en una cetosis nutricional. Pero cuidado con esto, pues sabemos que cada cuerpo es diferente y con condiciones totalmente distintas entre sí, muchas personas que llevan a cabo la restricción de carbohidratos aseguran que lo mejor son hasta 30g e incluso 20g por día. Esto depende de cada uno, hay que conocer el cuerpo y probar hasta cuánta cantidad puedes consumir por día para mantenerte dentro de la cetosis. Para entrar en cetosis tardas alrededor de 24 a 72 horas, desde que restringes los carbohidratos, esto ocurre porque tus reservas de glucógeno en el

organismo seguirán funcionando y circulando, depende de la cantidad de reserva que tengas es la cantidad de tiempo que tardarás en entrar en cetosis. Pero el tiempo que tarda depende de muchos más factores: peso, edad, masa muscular, actividad física. Por lo general el rango de 24 a 72 horas engloba a la mayoría de personas. Si es la primera vez que estas intentando entrar en cetosis nutricional lo más probable es que tardes más o se te sea más complejo llegar a ella, mientras que cuando has realizado esto varias veces lo logras de forma mucho más rápida.

2. Más fuente de triglicéridos de cadena media. Estos se caracterizan por tener c8-c10-c12 átomos de carbono. Estos ácidos grasos son particulares ya que su metabolización es diferente a otros de cadena larga. Al ser más pequeños se absorben de manera más rápida y son metabolizados directamente por el hígado aumentando los cuerpos cetónicos. Hay estudios que aseguran incluso que se puede consumir más energía en carbohidratos dentro de la dieta cetogénica si existe un aumento de estos triglicéridos de cadena media. Así de potentes son estos al momento de generar estos cuerpos cetónicos.

3. El ejercicio físico es importante, ¿por qué? porque el musculo es consumidor de cuerpos cetónicos. Cuando el músculo es muy activo se genera mayor demanda de cetonas y por ende, mayor producción. Entrenar con bajo nivel de glucógeno, aumenta la producción de cuerpo cetónicos hasta en un 300%. Es decir, los atletas podrán consumir muchos más carbohidratos y aun así permanecer en cetosis, esto gracias al ejercicio.

4. Añadir el ayuno intermitente o un ayuno en grasas. Del primero hemos hablado en un libro más, que a grosso modo se trata de restringir las comidas a cierta cantidad de horas al día 16 horas de ayuno y 8 horas de ingesta alimenticia. El segundo ayuno se basa en comer únicamente grasas durante un periodo te tiempo determinado, normalmente uno o dos días. Este tipo de estímulos te ayudarán a impulsarte para entrar en cetosis o permanecer en ella más fácilmente.

5. Consume buenas cantidades de grasas saludables. La dieta cetogénica es alta en grasas, es decir, el 70% de tus calorías deberían provenir de las grasas. Así los cuerpos cetónicos se producirán mucho más fácil, ya que las cetonas también provienen de las grasas que consumimos, no solo de la que ya tenemos como tejido adiposo.

6. La cantidad necesaria de proteína, ni mucho ni poco. La proteína se necesita en cantidades necesarias para la neoglucogénesis, la formación de glucosa endógena. ¿Para qué sirve esto?, ¿no le estábamos huyendo a la glucosa? Es necesario entender que hay muchos cuerpos que dependen de la glucosa, uno de los más relevantes son los glóbulos rojos, siempre es necesario algún nivel de neoglucogénesis en el cuerpo para mantenerlo funcionando adecuadamente. Pero tampoco podemos consumir excesos de proteína, ya que su consumo en grandes cantidades hace que crezcan las cantidades de glucógeno. Lo ideal es 1,5g por kilo de peso.

Beneficios

Antes que nada hay que aclarar un asunto importante: hay que ser realistas cuando comenzamos cualquier tipo de dieta o forma de alimentación en particular. Nada es milagroso, nada viene caído del cielo a solucionar tus problemas de peso o de alimentación de un día para otro, aunque no queramos verlo, cualquier intento que hagamos entorno a la pérdida de peso requiere un esfuerzo y una disciplina, pero sobre todo: tiempo. Si bien esta dieta promete que dicho tiempo no será excesivamente largo, tampoco creas que en una semana llegarás a tu meta si lo que quieres es perder 5, 10, 15 kilos o más.

No queremos decir que este tipo de dieta sea superior a cualquier otra, no venimos a crear competencias aquí. Más bien estamos demostrando cómo funciona, por qué está siendo una opción tan popular y las diferencias que tiene de otras dietas. Cada persona es un mundo y habrá algunos que no tendrán los resultados que buscan mientras que otros obtendrán resultados inimaginables.

1. Hiperglucemia, la que ocasiona la diabetes tipo 1 y tipo 2. La dieta cetogénica ha demostrado tener un enorme control sobre la glucosa, gracias a su bajo consumo y a la producción de cetonas.
2. No hay demasiada necesidad de contar calorías y pesar los alimentos. Normalmente cuando se empieza en una dieta cualquiera hay que estar muy atentos a la cantidad exacta de alimentos que consumimos de cada cosa. Esto ayuda mucho para que las personas permanezcan más tiempo dentro de la dieta, ya que esto elimina una enorme presión de encima para la persona que lleva a cabo este proceso. Por lo general

ya estamos bajo estrés cuando cambiamos nuestra forma de comer, cuando nos sometemos a la pérdida de peso y a cualquier dieta, si a eso le sumamos el contabilizar todo y pesar la comida de forma obsesiva crea grandes problemas y es fácil dejarse llevar por el "No puedo". Pero cuidado, el hecho de que no tengas que pesar la comida y contar calorías obsesivamente no quiere decir que puedes comer con locura toda la comida que quieras siempre que cumplas con los alimentos, es importante el equilibrio y el cuidado. Debes guiarte por tu saciedad y aprender a escuchar a tu cuerpo, aunque al comienzo se te hará más complicado ya que tu mecanismo de reconocimiento de la saciedad no estará bien medido, ya que seguramente vengas de un consumo excesivo de comidas donde sobre pasabas el límite diariamente, naturalmente esto se irá entrenando.

3. Disminuye la cantidad de ultra procesados en el consumo alimenticio. La mayoría de los carbohidratos que consumimos diariamente viene de alimentos procesados que aportan poco o nada de valor nutricional a nuestra dieta ¿cómo se controla esto en la dieta cetogénica? Alejándose de este tipo de alimentos y afianzándose más hacia alimentos naturales como: huevos, aceite de oliva, proteínas, etc.

4. Beneficios metabólicos que no se asocian directamente con la pérdida de peso.

5. Perder peso de forma rápida y en gran cantidad.

6. Mantiene la masa magra de forma más efectiva. Tiene un efecto musculo protector. Esto ocurre gracias al efecto anti catabólico y anti inflamatorio de los cuerpos cetónicos. Cuando unimos esta dieta con una rutina de ejercicio de fuerza crea un escenario idóneo

para nuestra musculatura, su crecimiento, fortalecimiento y mantenimiento.

7. Disminuye los antojos repentinos de comer comida procesadas, dulces, etc. Gracias al efecto neuro depresor de los cuerpos cetónicos, disminuyendo la ansiedad por la comida.

8. Adherencia, es decir, la capacidad que se tiene de poder seguir esta dieta es mucho más fácil que otras. Hay una gran sensación de saciedad gracias al consumo de grasas y proteínas que tienen efecto saciante en el cuerpo. A diferencia de otras dietas, en la dieta cetogénica no se promueve el pasar demasiadas horas de hambre o consumir muy pocas calorías que te mantengan bajo de energía.

9. Incremento de grasa saturada no ha demostrado aumentar enfermedades cardiovasculares. Por el contrario se ha demostrado que este tipo de grasas están más presentes dentro de los carbohidratos refinados que en las grasas en sí. El que comas grasas no quiere decir que toda ella se irá a tu sangre, recuerda que el cuerpo tiene formas metabólicas de manejar esa grasa y es allí donde encontramos los beneficios.

10. Control glucémico, este tipo de dietas son capaces de disminuir hasta en un 2% la cantidad de hemoglobina A1C, una cantidad mucho mayor que los antidiabéticos que están en el mercado actualmente.

11. El perfil lipídico mejora notablemente gracias a este tipo de dieta. Ayuda a incrementar el HDL (colesterol bueno), disminuye los triglicéridos, y mantiene el LDL (colesterol de baja densidad).

12. Tiene pocos efectos secundarios, incluso mucho más leves que el de muchas dietas populares donde eliminan nutrientes básicos para la vida.

13. La fibra, la proteína y la grasa te ayudarán a mantenerte saciado por más tiempo, por lo que consumirás menos calorías diarias de forma natural conforme avances en la dieta. La cetonemia además es un inhibidor del apetito por sí mismo, esta es otra de las grandes cualidades que tienen las cetonas. Cuando la saciedad es adecuada y controlamos la cantidad de comida de forma natural esto además ayuda a controlar la ansiedad, ya que no existe este pensamiento constante de cuándo será la próxima vez que toque comer, qué comerás y cuánto comerás. Poco a poco mejorarás la relación con la comida conforme tu cuerpo vaya haciendo sus ajustes fisiológicos.

14. Menores niveles de grelina, esta es una hormona que produce el cuerpo en las células endocrinas del tracto intestinal y que son conocidas por la producción de sensación de hambre.

Desventajas

Aunque la dieta cetogénica sea especialmente efectiva y eficiente al momento de hacer perder grasa, no deja de ser cierto que puede significar un impacto importante para nuestro que se encuentra habituado a un estilo de vida y a un estilo de alimentación. En este sentido, la dieta cetogénica es por definición un nuevo régimen alimentación a la que nuestro cuerpo debe habituarse de manera natural sin forzar ni sobre exigiéndolo, pues las consecuencias pueden ser contraproducentes. En estos casos, lo mejor siempre será consultar con un profesional para que nos de los mejores lineamientos adecuados a nuestras capacidades fisiológicas para tolerar el cambio alimenticio y diseñar algunas estrategias eficaces para poder "transitar" de una dieta tradicional hacia la dieta cetogénica.

Entre las principales desventajas de la dieta cetogénica, tenemos:

1.   Mareos y dolores de cabeza: muchas personas en proceso de entrar en cetosis afirmaron que al tercer día de haber empezado a ingerir pocos carbohidratos, comenzaron a sentir mareos y dolores de cabeza. Algunos nutricionistas afirman que dichos efectos pueden deberse a que el cerebro no se está alimentando de la manera correcta o habitual. Dado a la falta de glucosa, ahora el cerebro debe acostumbrarse a usar las grasas como fuentes de energías, lo cual puede producir dicho efecto.

2.   Diabéticos y mujeres en lactancia están en riesgo: se ha confundido innumerables veces el proceso de cetosis con el de cetoacidosis. La diferencia entre una y otra radica en la cantidad de mili moles que libera el organismo, siendo que la cetosis se libera hasta 3 mili moles mientras que en la cetoacidosis se liberan entre 10 y 12 mili moles. Para una persona sana que se encuentra en período de lactancia, se le hace prácticamente imposible entrar en cetoacidosis. El ayuno es la única herramienta que tiene para alcanzar hasta los 6 mili moles y aun así, sigue sin llegar a considerarse cetoacidosis. Las personas que peligran de entrar en cetoacidosis haciendo la dieta cetogénica son los diabéticos de tipo 1, los diabéticos de tipo 2 que se estén medicando (ya que esos medicamentos reúnen la insulina similarmente a como lo hace la dieta cetogénica). Con respecto a las mujeres en períodos de lactancia, cabe destacar que la cetosis es un

proceso metabólico natural, mientras que el proceso de cetoacidosis es verdaderamente peligroso que debe ser tratado cuanto antes.

3.   Sudor, aliento y orina con olor: al estar en cetosis, se eliminan los cuerpos cetónicos que se encargan de liberar la grasa para generar energía. La aparición de dichos cuerpos produce que el aliento, la orina y el sudor de la persona que se encuentre en cetosis tomen mal olor. El olor raro o el mal olor, es un síntoma típico de la cetosis, y para evitarlo, debes de tomar bastante agua.

4.   Náuseas, vómitos y malestar estomacal: este síntoma ocurre en los primeros días dentro de la cetosis y se debe a varias razones; el primero, el pasar a consumir grasas en sustitución del carbohidrato puede causar malestares los primeros días. En general, en menos de una semana de cetosis, todo vuelve a la normalidad. Solo recuerda alimentarte con los alimentos cetogénicos permitidos; segundo, las náuseas pueden deberse al cambio de alimentos en sí. Habitualmente, las personas que empiezan la dieta no mantienen un menú cetogénico variado y se les da por comer huevos con tocinos todos los días. También puede ocurrir que las personas que antes compraban alimentos con carbohidratos de calidad ahora los reemplacen sin carbohidratos, pero de mala calidad.

5.   Riesgo de pérdida de calcio: se ha señalado ampliamente que la dieta cetogénica puede ser llevada a cabo comiendo hasta un 35% de proteínas. Haciendo las cuentas, podemos llegar a la conclusión de que dicho porcentaje de proteínas son insalubres. El 35% de 2000 calorías serían 700 calorías, sabiendo que una proteína equivale a 4 calorías, dividimos las 700 calorías entre 4. Dicho resultado sería la

cantidad de proteínas que los que una persona promedio sería capaz de consumir en la dieta cetogénica, en este caso, 75 proteínas. La OMS señala que el máximo de proteínas a consumir debe ser del 15% de la ingesta diaria, por lo tanto, en nuestro ejemplo, la persona debería ser capaz de consumir un máximo de 75 proteínas.

6.   Pérdida de masa muscular: como siempre ocurre al momento de quemar grasa, será inevitable quemar algo de músculo también. Pero en la dieta cetogénica es normal perder volumen en los primeros días, esto ocurre gracias a que los carbohidratos se encuentran restringidos y estos aportas una gran cantidad de agua, siendo que el musculo se encuentra compuesto por alrededor de 70% de agua, será inevitable la reducción de volumen. Si bien es cierto que al momento de retomar una dieta rica en carbohidratos recuperaras gran parte de tu volumen perdido, pero ten en cuenta que, si quieres ganar masa muscular, no deberías seguir la dieta cetogénica. La dieta cetogénica está pensada a ser una dieta a corto plazo, aquella que usas para obtener un peso objetivo y luego abandonas cuidadosamente procurando comer sano. Esto quiere decir que probablemente debas dar fin a la dieta cetogénica, y cuando ese momento llegue, deberás cambiar tu forma de alimentarte de forma progresiva, procurando evitar el efecto rebote.

7.   Cansancio profundo: en las primeras 4 semanas, desde la semana 2 hasta la semana 4, en donde la persona puede llegar a sentirse profundamente agotado. Incluso, muchas personas llegan a abandonar la dieta cetogénica por ese mismo cansancio, pero eso es debido a la nueva adaptación de nuestro cuerpo al momento de transitar de utilizar energía desde nuestra fuente de carbohidratos hacia

nuestra fuente de grasas. Sin embargo, una vez el organismo logre esta transición de manera progresivamente, de igual forma irás superando y recuperando las energías necesarias para dejar de sentir cansancio.

8. Micción bastante frecuente: cuando hablamos de micción, nos referimos a las constantes y frecuentes ganas de ir a orinar. Esto es debido al gasto del glucógeno que se encuentra en el hígado y nuestro músculo a quemar el glucosa, lo que estimula la eliminación de residuos por la orina porque la insulina empieza a bajar sus niveles en nuestro cuerpo. Esto es causado porque el cuerpo empieza a expulsar sodio.

9. Problemas digestivos y antojos de azúcar: los problemas digestivos son únicamente durante la fase inicial del proceso, como el estreñimiento. Los antojos de azúcar son un caso bastante curioso, pues usualmente los asociamos a emociones como la ansiedad. Lo cierto es que, en el caso de la dieta cetogénica en sus fases iniciales, la falta de ingesta de carbohidratos y azúcares hace que nuestro cerebro torture cada fibra de nuestro cuerpo para hacernos consumir algún alimento con carbohidratos, pues es a lo que está acostumbrado. Similar a como funcionan las adicciones, en las que a privación del estimulante genera una serie y conjunto de síntomas poco agradables para quien lo padece, también conocido como síndrome de abstinencia, su homólogo en situaciones más naturales lo encontramos, por ejemplo, cuando tenemos tanta que llegamos hasta el punto en el que somos capaces de oler el agua dulce, o simplemente por el hecho de tener hambre nos queremos comer cualquier cosa sin importar si es carbohidrato o no; lo mismo ocurre cuando no comemos carbohidratos pero sí comemos proteínas, el cerebro utilizará todos los mecanismos

necesarios para asegurarse de que le des lo que pide: carbohidratos y azúcares.

10.   Pérdida de cabello: en todos los cambios alimenticios de cualquier índole, y no solo de la dieta cetogénica, estos generan una pérdida de cabello inicial que empieza a partir de (aproximadamente) la segunda semana de la dieta y termina alrededor de la cuarta semana de la dieta. Esto es natural porque el cuerpo, al privársele de carbohidratos, entra en un estado de conservación de energía y recursos para priorizar el funcionamiento de las funciones vitales de nuestro cuerpo. Como si de un botón de emergencias se tratase, el mantenimiento del cabello no entra exactamente en estas prioridades, aunque esto no signifique que las personas sufran una pérdida completa del cabello, sino un incremento en la cantidad diaria que se cae de manera natural.

11.   Pérdida de peso inicial: aunque este es el objetivo que muchas persiguen al optar por la dieta cetogénica, lo cierto es que las primeras semanas es cuando se sufre la mayor cantidad de pérdida de peso (entre 4 y 8 kilos) debido a que el cuerpo está reajustando su consumo energético. Sin embargo, no es que la pérdida de peso continuará a este ritmo, sino que, luego del primer mes, la pérdida de peso se estabilizará y comenzarás a notar un proceso más lento. Seguirás perdiendo peso, pero no a la misma velocidad que en las primeras 4 semanas de tu inicio en la dieta cetogénica.

¿Eres el candidato ideal?

Aunque la mayoría de las personas pueden seguir este régimen alimenticio siempre y cuando lo hagan de la forma correcta y no tomando decisiones sin bases, es cierto que hay un tipo de personas en particular a los que esta dieta les caerá como anillo al dedo. Hablemos un poco de cuáles son las características de este grupo y sabrás así si definitivamente tienes que hacer esta dieta.

1. Las personas con mucha ansiedad por la comida, aquellas que comen de manera compulsiva y no en respuesta al hambre fisiológica, sino a un hambre emocional. Esta es la típica sensación que aparece de pronto que nos lleva a querer comer alimentos procesados, azúcares, harinas, frituras, etc. Este tipo de comportamientos son respuestas a un trasfondo asociado con la ansiedad derivados de problemas personales que varían de persona en persona. Ya hemos mencionado las ventajas que esta dieta tiene sobre este tipo de situaciones, gracias a su capacidad saciante y la tendencia a de los cuerpos cetónicos a ser ansiolíticos y calmantes.

2. Persona con sobre peso u obesidad. Claramente, si buscas perder peso esta es una dieta ideal para eso, al igual que lo pueden ser otro tipo de dietas. Si esta dieta ayuda a disminuir los antojos, a controlar la ansiedad y a mantenerte más saciado, las personas tendrán mucha más tendencia a continuar con este tipo de dieta en comparación a otra que puede ser más difícil de seguir. Finalmente la dieta cetogénica crea un escenario perfecto para que todo tu cuerpo se acorde para la pérdida de peso, no solo estás bajando el consumo de alimentos y adelgazando por el déficit calórico, hay muchos otros factores que ya mencionamos que te impulsan a llegar a la meta.

3. Prediabéticos o diabéticos tipo dos. Este tipo de personas tienen el metabolismo de la glucosa dañado.

Claramente, ya sabemos que esta dieta ayuda muchísimo al control de la glucemia. Al disminuir los hidratos de carbono, aumenta la sensibilidad a la insulina mejorando el metabolismo hasta que disminuya la necesidad de medicación en el caso de los diabéticos tipo dos. Incluso se puede llegar a frenar la progresión de la enfermedad en el caso de los prediabéticos.

4. Personas con SOP, síndrome de ovario poliquístico. Este se asocia a la resistencia a la insulina, haciendo que se formen quistes en los ovarios, los ovarios dejan de funcionar bien, trastornos menstruales, amenorrea, disminución de la fertilidad, vellos faciales, etc. Cuando se restringe los hidratos de carbono se mejora la resistencia a la insulina por lo que todos los síntomas se ven mejorados conforme avanza el tiempo.

5. Hepatitis, afectando al hígado. Este órgano nos ayuda a excretar productos tóxicos del metabolismo, acumula glucógeno, etc. Este órgano se suele llenar de grasas, apareciendo la lipotoxicidad. Cuando esto ocurre el órgano se inflama y comienza a fallar, volviendo al hígado incluso fibrótico, lo que lo lleva a dejar de funcionar y a tener una necesidad inminente de trasplante.

6. Personas con malestares digestivos constantes o con diversas intolerancias. Estas personas tienen inflación abdominal, reflujo, gastritis... ocasionalmente este tipo de pacientes no son diagnosticados con algún padecimiento concreto. La mayoría de las personas que han pasado por estudios médicos han demostrado mejorar su situación digestiva al hacer un abordaje bajo en carbohidratos. Los malestares de este tipo por

lo general se derivan o son consecuencia de la fermentación de carbohidratos en el intestino, produciendo gases y sobre crecimiento bacteriano. Si eres de este tipo de personas seguro sabrás lo incomodo que puede llegar a ser un malestar digestivo, tener inflamación o reflujo constante, dolores y demás, afecta mucho a la calidad de vida diaria y hace que las personas se aíslen o repriman de salir a comer fuera por miedo a un malestar. Sin duda, el abordaje cetónico te ayudará a normalizar de nuevo tu vida.

7. Pacientes que necesiten perder peso rápidamente de forma urgente. Usualmente personas obesas con ciertos padecimientos que los obligan a bajar de peso urgentemente. Es importante que si eres de este grupo te mantengas bajo vigilancia médica ya que tu estado requerirá mayor manejo y control constante.

Dieta cetogénica vs dieta común

Cuando hablamos de la dieta común recomendada tradicionalmente, hablamos de aquella que tiene porcentajes bastante balanceados en cuanto a los macronutrientes. ¿qué son los macronutrientes? Los tres pilares básicos de la alimentación: proteínas, grasas y carbohidratos.

Las recomendaciones en cuanto a las porciones o porcentajes de estos macronutrientes en una dieta tradicional varía mucho y depende del estilo de vida de cada persona: padecimientos, edad, sexo, actividad física, etc. Es importante que las personas sepan cuál es su necesidad de calorías diarias ya que esta se calcula de forma individual. Para conocer este monto lo que haremos será aplicar la fórmula acuñada por Harris Benedict: para los hombres se multiplica por 10 calorías cada kilo de peso, luego sumas 6,25 calorías por altura en centímetro y le restas 5 calorías por cada año en edad. Tendríamos que: un hombre de 80 kilogramos que mida 1,70 cm y tenga de edad 25 años, deberá consumir aproximadamente 1700 calorías diarias. Para las mujeres la formula es la misma, pero al final se le restan 161 calorías. Tendríamos entonces a una mujer de 80 kilogramos que mida 1,70 cm y tenga 25 años de edad, que consumirá 1.539 calorías por día.

Teniendo esto claro, como panorama inicial para cualquier tipo de dieta que queramos hacer, debemos comprender que si buscamos bajar de peso debemos bajar ese número de calorías por lo menos 400 puntos por debajo. De esta forma estaremos garantizando la perdida de peso progresiva. Tampoco hay que volverse loco y comenzar a bajar 1000 puntos en calorías, ya que estaríamos creando condiciones poco optimas para el funcionamiento de nuestro organismo.

Como mencionamos más arriba, la diferencia crucial entre una dieta cetogénica y la dieta tradicional es el cambio de porcentajes de los macronutrientes, si usualmente los carbohidratos aportan 500 calorías a la dieta en la cetogénica este número se verá increíblemente reducido. Hablemos un poco de la dieta tradicional y sus fundamentos.

Lo que nos dice la dieta tradicional es que busca convertirse en un estilo de vida saludable, incluso si buscas adelgazar, el objetivo de raíz es lograr que las personas mejoren su relación con la comida y sean capaces de ingerir todos los alimentos con conciencia y moderando aquellos que nos son sanos. Se busca un equilibrio en el cuerpo y en el plato de comida, no se excluye ningún macronutriente ni tampoco se disminuye de forma abismal como si ocurre con la dieta cetogénica.

¿Cómo calculo los macronutrientes? La mejor forma de hacerlo es ir a un especialista, sin embargo, en este texto vamos a hablarte de formas de calcularlo en casa de forma sencilla, aunque estos métodos siempre tienen un índice de error posible ya que no se conocen ciertas características de cada individuo.

Un radio de macronutrientes normal que sirve para las personas activas físicamente, puede ser un rango de proteína del 40%, ayudando a la masa muscular y el metabolismo. Un 25% a 30% de grasas y el restante en carbohidrato, un 35% aproximadamente. ¿cómo paso estos porcentajes a calorías? Si consumes 1700 calorías al día, sácale el 40% te dará como resultado: 680 calorías que deberás consumir en proteínas, 425 serán de grasas y 595 de carbohidratos.

Ahora, teniendo esto en cuenta, si queremos saber cuántos gramos de macronutrientes son esas calorías debemos sacar otro calculo más: por cada gramo de proteína son calorías, por lo que debemos dividir 680 calorías de proteína entre 4, teniendo como resultado 170 gramos de proteínas al día.

Los carbohidratos también aportan 4 calorías por gramo, y sacamos el mismo calculo: 595 entre 4 da: 149 gramos de carbohidratos diarios.

Para las grasas, cada gramo equivale a 9 calorías, sacamos el calculo y tenemos como resultado 47 gramos de grasas al día.

Todos estos valores están pensados para una persona que no está buscando perdida de grasa o bajar de peso, cuando nuestro objetivo es ese debemos calcular los macronutrientes con base a las calorías que consumiremos en el régimen, es decir, en lugar de 1700 serían 1300, y a partir de este número calcularemos lo demás.

La forma que tiene el cuerpo de funcionar y de gastar energía naturalmente es a través de los carbohidratos. Aquí nos vamos a extender un poco y hablaremos a mucha profundidad acerca de los carbohidratos y de su lugar en una dieta tradicional, ésta será la única forma de poder comprender ambas caras de la moneda y tener un espectro amplio del tema.

¿Qué son los carbohidratos? Por lo general son los acompañantes dentro de un plato de comida, es decir: arroz, pasta, papa, pan, fruta, etc. Esta es la forma más simple de comprender y saber diferencia un carbohidrato dentro de un plato de comida. Pero claro está, no todos los carbohidratos son iguales, no son equiparables un trozo de pan blanco a un trozo de fruta, sin embargo, ambos pertenecen al mismo macronutriente. Saber diferenciar cuáles son los mejores carbohidratos es esencial para llevar una dieta tradicional sana, aunque sin duda este es un tema que crea mucho estrés ya que hoy día en el mercado existen muchos carbohidratos ultra procesados que aparentan ser sanos pero que realmente solo tienen azúcares y poco más.

Hablemos de dos tipos de carbohidratos: los refinados o procesados, y los enteros. Los primeros son aquellos que debemos evitar en los más posible durante la dieta de pérdida de grasa, entre ellos se encuentra: todo lo que es producto procesado: pan, galletas, pasta, azúcar blanca, etc. Generalmente es todo aquello que nos suelen decir que no es sano y que se prohíbe de primero en una dieta para bajar de peso, sí, todo eso es carbohidrato procesado o refinado. ¿Por qué son tan malos? Porque se trasforman en azúcar de forma muy rápida ya que se digieren bastante rápido, cuando tenemos esta subida abrupta de azúcar la insulina también se dispara, y ya sabemos que niveles altos de insulina crean un ambiente desfavorable para la pérdida de peso. Pero más allá de esto, luego de aquel subidón de energía viene el bajón de azúcar en sangre y es cuando vemos los resultados negativos: baja energía y más ansiedad por carbohidratos que generen de nuevo el circulo vicioso.

Los carbohidratos enteros deben ser los que sirvan de apoyo en una dieta tradicional, que a su vez los podríamos dividir en tres categorías: las frutas, que son altas en fructuosa y por lo tanto deben consumirse con moderación si no queremos un nivel elevado de este componente. La segunda categoría serían los almidones que son las papás, la batata, el arroz, los granos, etc. Estos generan una respuesta de insulina elevada, por lo que también debemos consumirlos con mucha precaución dentro de una dieta tradicional, por lo general estos son los carbohidratos en los que pensamos: arroz y pasta. El tercer grupo son los que más se deben consumir, los fibrosos, los vegetales, y son estos los permitidos dentro de la dieta cetogénica y los que también se recomiendan en grandes cantidades dentro de una alimentación tradicional. Los vegetales aportan muchos beneficios y son altos en micronutrientes como minerales y vitaminas, agua, etc. Este grupo tiene además un gran beneficio y es que se tardan es ser digeridos por el cuerpo ya que contienen mucha fibra, esto trae como resultado una sensación de saciedad prolongada luego de consumirlos, además que son del grupo de alimentos con más bajas calorías de todos.

De los tres macronutrientes, los carbohidratos son los que se convierten en azúcar en sangre y posteriormente se convierte en grasa acumulada. Cuando consumimos carbohidratos en exceso estos hacen que seas más propenso a la resistencia a la insulina y por ende a acumular grasa y ser incapaz de quemarla. El cuerpo no quemará esa grasa porque no la necesitará como fuente de energía, usará el carbohidrato y lo que sobre se irá acumulando en más y más grasa. Es por esto que en la dieta tradicional se cuida mucho la calidad y cantidad de los carbohidratos, ya que es una situación muy propensa a malas prácticas.

Cuando sobre estimulamos al páncreas y a la producción de insulina, ésta se volverá cada vez menos eficiente y vamos a generar problemas de salud que pueden derivar incluso en diabetes.

En contraste con la dieta cetogénica todos estos márgenes de errores y riesgos se eliminan al bajar la cantidad de carbohidratos de forma abismal. Obteniendo así los beneficios que trae el usar las reservas de grasa del cuerpo como fuente de energía y no los carbohidratos que consumimos diariamente.

Dieta cetogénica vs bajos carbohidratos

La dieta cetogénica entra en el amplio espectro de las dietas bajas en carbohidratos, sin embargo, podríamos decir que esta es la más estricta de todas y que busca beneficios mucho más allá de los que tienen dietas bajas en carbohidratos normales.

Ya sabemos que la dieta ceto es la más baja en hidratos de carbono, llegándose a recomendar menos del 5% de la energía total dentro de la alimentación diaria, llegando a tener entre 20 y 50 gramos de carbohidratos, dependiendo de factores que ya vimos anteriormente.

Luego tenemos las dietas bajas en carbohidratos más comunes. Los carbohidratos normalmente aportan entre un 10 y 25% de energía diaria dentro de la dieta, hablamos de unas 400 calorías en una dieta de 2000 calorías diarias. Podemos ver aquí que la diferencia de consumo en bastante grande, aunque sin embargo sigue siendo bastante bajo para lo que la población común de occidente está acostumbrada a comer.

Lo que sigue a continuación son las dietas con carbohidratos moderados, estas son normalmente las que recomiendan los nutricionistas más tradicionales, digámoslo así, una alimentación sana regular. Los carbohidratos aquí aportan entre un 25% a un 45% de energía diaria en la dieta. Ya vemos aquí que es bastante permisivo, agregando con tranquilidad tubérculos, arroces, harinas y demás carbohidratos.

Por último, la dieta que la gran mayoría de la población consume. Las dietas altas en carbohidratos, estas aportan entre el 45% hasta el 60% de la energía diaria necesaria.

Como podemos ver es una gran cantidad en comparación al 20% de la dieta cetogénica, llegando a triplicarlo sin problemas. Sin duda, esta es la dieta que no recomendamos en absoluto puesto que no es saludable, ya que por lo general los carbohidratos que consumimos en este tipo de alimentación son ultra procesados y con excesos de azúcares añadidos.

Los verdaderos secretos de la dieta ceto

Si ya has empezado una dieta cetogénica seguramente habrás querido saber esto antes de empezarla, si por otro lado eres de los afortunados que aún no la ha comenzado, llegaste justo a tiempo para tener las verdaderas revelaciones de esta dieta desde el día uno.

1. Hay que cuidar el músculo. Tenemos que tener en mente que debemos hacer las cosas bien, y cuidar nuestro músculo cuidado es importante para asegurarnos de estar perdiendo el peso en grasa y no es masa magra. Esto lo lograremos haciendo actividad física, idealmente con ejercicios de fuerza muscular.

2. Debes tener un déficit energético, como en cualquier tipo de dieta. Sí que hemos hablado de lo poco que se debe cuidar las calorías en esta dieta y sobre comer hasta estar saciado. El estar en déficit no anula para nada las afirmaciones anteriores, quizás al comienzo te veas obligado a llevar un conteo pero conforme avancen los días se te hará muy fácil identificar lo alimentos y tus porciones, ya que por lo general las comidas sanas dentro de la dieta cetogénica son fáciles de manejar, consumir y cuidar. Cuando hablamos de un déficit energético muchas veces las personas lo toman demasiado en serio, no podemos

pretender crear un déficit de 700 calorías cuando venimos de comer excesivamente, tampoco podemos pretender consumir 800 calorías cuando haciendo ejercicio quemamos 500. Es importante cuidar nuestra salud y mantener un equilibrio. Lo ideal es tener un déficit calórico de hasta 500 calorías diarias según la cantidad que debas consumir. Por ejemplo, una persona regular debe consumir unas 1800-2000 calorías al día (sujeto a peso, sexo y edad). Lo ideal es que, si se quiere bajar de peso, esta persona consuma unas entre 1500 y 1300 calorías al día. De esta forma estará perdiendo peso de forma constante y controlada, disminuyendo así el riesgo de pérdida de masa muscular. Recuerda que cuando se baja de peso extremadamente rápido, es posible estar perdiendo masa magra más que grasa en sí.

3. Realiza el ayuno intermitente en conjunto con la dieta cetogénica. Así estarás haciendo uso del efecto anorexigénico de los cuerpos cetónicos, es decir, efecto supresor del apetito debido a las hormonas generadas. Se maximiza aún más la oxidación de grasa conjuntando ambos métodos. Podrías comenzar haciendo un ayuno un poco moderado, de 10 horas de restricción / 14 horas de alimentación, y luego ir progresando poco a poco a 12 horas de restricción y 12 horas de alimentación, y así llegar hasta las 16/8 que es lo más recomendado. Incluso si quieres ir más allá podrías hacer un ayuno de 18/ 6.

4. Hacer pruebas analíticas de sangre antes y después de la dieta cetogénica. Aunque esto no afecta directamente al rendimiento de la dieta como tal, si es verdad que te ayuda a tener una idea de cómo reaccionó tu cuerpo ante aquel cambio ¿qué mejoró?

¿algo empeoró? Esto es ideal para mantener nuestra salud física controlada y saber qué nos conviene más y que nos conviene menos.

5. Relacionado con el punto anterior, es importante medir los cuerpos cetónicos, sobre todo al comienzo cuando no estamos del todo familiarizado con la cetosis. Es bueno saber qué cantidad producimos y si en efecto estamos en cetosis nutricional. Hay muchas personas que creen estar haciendo una dieta cetogénica pero que realmente nunca entran en cetosis debido a que manejan de forma equivoca sus cantidades. Quizás eres de esos que lleva un mes en este mundo y no ve ningún cambio ¿has pensado que no es la dieta sino tú? La forma más económica y fácil de hacerlo es a través de unas tiras que se activan con la orina, tiras de cetonurias. Lo malo de este tipo de medidor es que tiene un rango de error bastante elevado, da muchos resultados falsos o imprecisos. Por otro lado tenemos las tiras de cetonemia, esta suelen ser usados por los pacientes con diabéticos tipo 1. Estas son mucho más precisas, pero mucho más costosas. Ya quedará en ti y en las posibilidades que tengas escoger cuál de los métodos escogerás.

6. No dejes de lado las verduras. Muchas personas dejan de lado los vegetales ya que se centran en comer carne, huevo y tocino. Pero si nos ponemos a pensar, son tres pilares importantes en la dieta cetogénica, si solo consumimos eso diariamente tendremos una muy mala nutrición. Es importante consumir todos los alimentos y entre ellos las verduras, más adelante hablaremos de cuáles son aquellas ideales para la dieta ceto y cuáles no tanto. Cuando incluimos en nuestra alimentación verduras de hojas verdes

además aportamos la fibra que necesitamos recuperar de la restricción de los demás alimentos, dándonos el equilibrio que necesitamos. Cuando pensamos en esta dieta se piensa en grasa, y cuando analizamos la grasa vemos que es rica en energía más no lo es en micronutrientes (vitaminas y minerales), ¿cómo aportamos estos a nuestra alimentación? A través de las verduras.

7. Realízala por lo menos durante ocho semanas. Recuerda que el cuerpo necesita adaptarse a esta nueva forma de funcionamiento. Hay muchas personas que renuncian a la dieta cetogénica luego de una semana ya que no ven resultados, esto es una locura, puesto que aunque hayas entrado en cetosis, el cuerpo aún no está del todo adaptado a este nuevo estado y aún no se ha potenciado al máximo con los beneficios.

8. Incrementa el sodio (sal) y el agua. Con la dieta cetógenica se elimina más agua y sodio por la orina, lo que ocasiona normalmente una "gripe" al comienzo de la cetosis, donde se tiene cansancio excesivo, dolor de cabeza, etc. Si se aumenta el contenido de sal en las comidas estos síntomas no se verán reflejados.

9. Haz ejercicio, las personas que se mantienen activas son más propensas a entrar en cetosis y además a mantenerse dentro de ella con una ventana permisiva de carbohidratos mucho más amplia que la de una persona sedentaria. Además que el ejercicio ya de por sí produce cuerpos cetónicos, nos ayudará a mejorar y potenciar los efectos de la dieta, llevándonos sin duda a adelgazar de forma más eficaz.

Los alimentos del SÍ

Qué alimentos puedo consumir si estoy en un régimen de dieta cetogénica, muchas personas le tienen miedo a este tipo de dieta porque creen que no hay nada para comer. Cuando se les dice que deberán comer un 70% de grasas lo primero que piensan en es una taza de aceite llena y en nada más. ¿cómo voy a consumir tanta grasa, con qué voy a acompañar mis comidas? ¿qué voy a comer? Sí, esto pasa muy a menudo y viene del total desconocimiento de las personas en cuanto a los alimentos y a sus características. Pero no te preocupes, sabemos que este mundo nutricional es demasiado grande y complejo, por eso hablaremos en este capitulo de una lista de alimentos que definitivamente podrás comer dentro de la dieta cetogénica.

Las proteínas: si bien no conforman un porcentaje de calorías tan alto, es cierto que van a aportar mucha riqueza a nuestro día a día. ¿cuáles son las mejores proteínas para consumir en una dieta cetogénica? Los cortes de carne que contengan más grasas, ojo, tampoco debes sobrepasarte. Si normalmente a tu bistec le retiras los bordes de grasas puedes dejárselos, dejarle la piel a la pieza de pollo o en lugar de comer atún magro preferir un pescado más grasoso como el salmón o los camarones.

En general toda la proteína animal está permitida, es de tu elección escoger si comes más carnes rojas o blancas. Los más ideales son:

- Tocino
- Mariscos
- Salmón
- Mejillones

- Ostras
- Huevos
- Carne molida
- Jamón serrano
- Pechuga de pollo
- Muslos de pollo
- Salchicha y salami
  (mientras no contenga harina, aglutinantes o carbohidratos)
- Atún en lata
- Sardina en lata

Los lácteos: estos aportan una fuente importante de grasa para la dieta cetogénica, sin embargo, no todas son recomendadas.

Comencemos hablando de las leches de origen vacuno, el problema con este tipo de leche es que tiene niveles muy altos de azúcar, por lo que está contraindicada en este tipo de dietas, al menos en su estado normal. Lo que sí se puede consumir con mucha más tranquilidad son los derivados: crema de leche, quesos, etc. Si queremos añadir algo de leche es mejor utilizar la leche de almendras, ningún tipo de leche como proveniente de avena, ya que esta contiene niveles elevados de carbohidratos. Otra leche recomendada aparte de la de almendras es la leche de coco, que se puede usar para cocinar y hacer postres, siendo alta en grasa y baja en carbohidrato.

Las grasas: serán la principal fuente de alimentos que tendremos en la dieta cetogénica y es el grupo alimenticio que más se desconoce ya que se cree que solo el aceite contiene grasas y nada más. Pero como hemos podido darnos cuenta, todos los alimentos mencionados anteriormente ya poseen grasa por sí mismo, así que la grasa añadida que nosotros utilizaremos no es tan abismal como se suele creer. ¡no tendrás que tomar medio litro de aceite al día! No te preocupes.

Las mejores grasas que podemos consumir en esta dieta son:

- Mantequilla o manteca
- Aguacate. Este fruto contiene muchas grasas saludables como el ácido leico. Contiene mucha fibra y reduce el colesterol malo, además mejora el proceso circulatorio.
- El omega 3 es un ácido graso esencial que está presente en los pescados.
- Mantequilla de nuez o semilla. Esta es sumamente saludable y llena de grasas buenas que nos aportarán importantes beneficios, aunque hay que cuidar que sean naturales y sin azúcar agregados.
- Semillas de lino, están llenas de omega 3, fibra, grasas y proteínas.
- Aceitunas y aceite de oliva, son ricas en antioxidantes y contiene grasas buenas muy recomendadas para cualquier tipo de dietas. Es una forma fácil de aportar grasas libres de carbohidrato y proteína.
- Cacao puro

Los vegetales: son los carbohidratos por excelencia dentro de la dieta cetogénica, casi todos los carbohidratos que consumamos normalmente provendrán de ellos, aportándonos los micronutrientes necesarios para mantenernos saludables. Los vegetales que se pueden consumir dentro de la dieta cetogénica son todos aquellos que hayan crecido por encima del nivel de la tierra, tales como:

- Lechuga
- Espinaca
- Coles
- Repollo
- Coliflor
- Brócoli
- Pepino
- Calabacín
- Berenjena
- Espárragos
- Pimentón
- Aguacate

Los alimentos del NO

Ya hemos visto la gran cantidad de comida que se permite dentro de la dieta cetogénica, pero es momento de hablar de aquellos alimentos que están totalmente prohibidos, si bien ya lo hemos venido mencionando, aquí vamos a aglutinar la mayor cantidad posible para que tengas un acceso fácil y rápido.

- Galletas
- Golosinas
- Panes
- Chocolates con leche o azúcar
- Frituras empaquetadas
- Papas
- Yuca
- Camote
- Plátano
- Calabaza
- Frutas
- Harinas de trigo, avena, arroz, maíz o legumbres
- Pasta
- Arroz
- Leche de vaca
- Azúcar
- Fructuosa, sacarosa
- Yogures azucarados o procesados
- Frijoles
- Lentejas
- Arvejas
- Caraotas
- Cambur
- Remolacha

- Alcachofa
- Bebidas alcohólicas
- Refrescos
- Jugos
- Avena
- Cereales
- Quinoa

Cómo leer las etiquetas de alimentos

Algo sumamente importante cuando estamos cambiando nuestra alimentación no solo hacia la dieta cetogénica sino en general, es aprender a leer las etiquetas de los alimentos. Si bien la dieta cetogénica no promueve ni incita al consumo de productos procesados, es cierto que hay ciertas cosas que las personas siguen mirando en los empaques, incluso si no eres una persona que esté haciendo la dieta cetogénica este capitulo podrá servirte para ver lo que has estado metiendo en tus comidas últimamente, de práctica puedes ir a agarrar algún producto y comenzar a leer la etiqueta a la par que lees este texto.

Hoy día en el mercado hay muchos productos que prometen muchas cosas, ser bajos en azúcar, tener fibra, no tener almidón, etc. Muchas veces estos anuncios no son tan ciertos ni tan saludables como parecen y es momento de aprender a identificar estos productos.

Lo primero que tenemos que revisar es la lista de ingredientes, por ley los ingredientes deben organizarse por orden de cantidad, esto aplica para todas las etiquetas de productos tanto alimenticios como cosméticos o cualquier otro. Entonces, el ingrediente que veamos de primero ese será el que más posee aquel producto, el último será el que menos posee. Si los primeros cuatro o cinco ingredientes son: harinas refinadas, aceite vegetal hidrogenado, azúcar ¡NO! Esto suele ocurrir con los panes sobre todo, se anuncia como un pan integral, lleno de fibra, para bajar de peso, pero entre sus ingredientes principales tenemos harina de trigo blanca y azúcar. Lo ideal es optar por productos con lista de ingredientes cortas y precisas, hay productos que contienen hasta 15 ingredientes lo que deja mucho que desear considerando que para elaborar un pan se necesitan unos 4.

La porción por empaque es importante al momento de comprar los productos, muchas veces nos dejamos llevar por la etiqueta que promete que tiene 100 calorías, pero cuando revisamos la porción por empaque nos damos cuenta que no es la bolsa de papas que tiene 100 calorías sino que son 10gramos y el empaque tiene 100 gramos. ¿Ves? Este porcentaje es importante conocerlo no solo para calorías sino para los demás componentes como la grasa, los carbohidratos y las proteínas, por ejemplo.

Dentro del cuadro nutricional que todos conocemos, tenemos una cantidad de gramos de diversos componentes, cada uno de estos datos equivale a una porción del empaque y no a todo. Por ejemplo: una bolsa de jamón te indicará que la porción a la que hacen referencia en la tabla es de una o dos lonjas.

Cuando revisamos las etiquetas y vemos las grasas, lo más importante es cuidar que el producto no contenga grasas transaturadas, estas son grasas artificiales creadas por el hombre, no es una grasa natural. Un ejemplo de este tipo de grasas es la margarina. ¿cómo aparecen en las listas de ingredientes? Normalmente se llaman aceite hidrogenado.

El sodio es importante controlarlo en los productos procesados. Cuando se pasa de la cantidad eleva la presión arterial. Al día se recomienda unos 1500 y 1800 miligramos de sodio, aunque dentro de la dieta cetogénica se consume un poco más por cuestiones de equilibrio, recordando que todo contiene sodio y no solo lo consumimos en la sal añadida en la cocina.

El carbohidrato aparece en las tablas con subdivisiones: el carbohidrato. Existe un total de carbohidratos que se indican en la etiqueta y luego están los componentes de ese total que son: azúcar, fibra, y polialcoholes (en algunos casos). Cuando vemos que la suma de estos componentes no da el total de carbohidratos marcados es porque lo que falta de la suma se añade por el almidón, que no suele reflejarse en la tabla. Cuando estamos haciendo una dieta cetogénica al total de carbohidratos se le resta la cantidad que proviene de la fibra ya que esta el cuerpo no es capaz de procesarla y por ende no nos saca del estado de cetosis. Es decir, si un producto dice que tiene 10 gramos de carbohidrato pero 5 de esos son de fibra, se le resta esa cantidad y terminamos con 5 gramos de carbohidratos netos.

los polialcoholes son un tipo de edulcorante natural que no aumenta tu nivel de azúcar ni glucosa, sin embargo este tipo de edulcorante consumido en muchas cantidades acarrea problemas digestivos.

¿Y si soy vegano?

Muchos expertos consideran que la cieta cetogénica es incompatible con los estilos de vida vegano o vegetariano, ya que al eliminar los carbohidratos también se elimina mucha de la fuente de proteínas que consume un vegano promedio, sin embargo en este capitulo hablaremos más a profundidad sobre la compatibilidad – o incompatibilidad- de este tipo de estilo de alimentación con la dieta cetogénica.

La realidad es que no es totalmente incompatible, pero hay que ser muy rigurosos y requiere de una planificación profunda, no es un camino fácil y menos si se busca mantener por largo plazo. La gran mayoría de alimentos de origen vegetal tiene carbohidratos, por ende tendremos a nuestra disposición una menor variedad de alimentos que escoger, al ser esta la única fuente de alimentos de una persona vegana, la situación se complica en gran medida.

1. La proteína debe ser una prioridad en estos casos. La cantidad y calidad adecuada de este macronutriente debe ser el principal objetivo a tener en mente. Las fuentes de aminoácidos esenciales suelen estar en las fuentes de origen animal sin problemas, lo que no ocurre en el mundo de las comidas de origen vegetal, lo que se hace regularmente es combinar los vegetales de uno y otro aminoácido y así tener los nueve tranquilamente. Pero en una dieta restringida en carbohidratos esto se ve más complicado ya que no podemos incluir cereales y legumbres en cantidad necesaria. Aquí radica la dificultad o la complejidad. Hay que tener en cuenta que sí existen alimentos de origen vegetal que podemos consumir, pero se reduce la lista considerablemente. Los más ricos en proteínas y que no son tan altos en carbohidrato pueden ser: alubias flupini, lentejas, habichuelas pintas, garbanzos, tofu, levadura nutricional. La proteína de origen vegetal se absorbe un 30% menos que la de origen animal, por lo que quizás necesitarás un poco más.

2. Contabilización de carbohidratos. Ya sabemos que se puede tener hasta un 25% de hidratos de carbono, quizás si quieres hacer una dieta baja en carbohidratos primero podrías tener entre un 30% A 35%. Cuando estamos en un régimen vegano se hace mucho más fácil pasarse de los carbohidratos ya que los alimentos que consumirás contendrán

carbohidratos fácilmente. Por esto es que se debe tener un conteo bastante estricto al menos al comienzo, cuando no estas acostumbrado a las porciones aún.

3. Grasas: deberemos insertar aceites obligatoriamente ya que no tendremos las grasas de origen animal, por lo cual debemos usar aceite de oliva y de coco con bastante más frecuencia, también darle prioridad al aguacate como fuente vegetal de grasas.

4. Si necesitas ingerir frutas la opción que puedes optar son las de frutos rojos, que aunque tengan carbohidratos y fructuosa no lo tienen en tan altos niveles y contabilizando adecuadamente podrás consumirlos con moderación para aportarte más nutrientes y vitaminas.

5. Supleméntate con vitamina b12.

La dieta ceto y el hueso

Algunos últimos estudios han salido a la luz dejando sobre la mesa la posibilidad de que el hueso sea afectado a largo plazo en deportistas. Sobre todo aquellos que involucran microtraumatismos repetidos como los corredores. La salud ósea es importante y debemos tenerlo en cuenta tanto como tenemos al músculo, en él también recaen los cambios de hormonas y la alimentación.

La hipótesis de la dieta cetogénica nace del estudio del control de convulsiones en niños, y se ha visto que a lo largo del tiempo la condición ósea de estos no es la mejor posible. Además existen estudios hechos en animales que demuestran que los huesos sometidos a una dieta cetogénica tienen una menor remodelación ósea, una mayor dificultad del hueso para recuperarse de lesiones y una menor capacidad para dar soporte estructural.

Se hizo un estudio de atletas de élite de caminata en un tiempo de tres semanas. Se sometieron entonces durante este tiempo a la dieta cetogénica y dieron estos resultados: hay mayor cantidad de marcadores de destrucción ósea, disminuyeron marcadores de formación y remodelado óseo. Efectos que demuestran un empeoramiento claro en estos atletas en concreto. Sin embargo, todos estos resultados fueron totalmente reversibles, cuando los atletas volvieron hacia una dieta con más consumo se carbohidratos todos estos marcadores volvieron a la normalidad.

Hay que tener en cuenta que este estudio no tiene una duración elevada, solo se hizo durante tres semanas y ya sabemos que la adaptación metabólica del cuerpo puede tardar mucho más que eso, el cuerpo se somete a un estrés y tiene efectos agudos de forma inmediata, hay posibilidades que los resultados de este estudio no sean más que efectos temporales agudos provenientes de un cuerpo en adaptación, además se probó en los atletas con más tendencia al debilitamiento óseo. Con esto no se quiere decir que la dieta cetogénica arruinará tus huesos y que está totalmente contraindicada, por el contrario, lo que debemos tener en mente es el cuidado que le ponemos a la salud ósea y abordarla desde otros puntos, cuidando consumir suficiente calcio y fuentes de vitaminas y minerales que lo protejan y le den vida.

Es importante seguir manteniéndose informados sobre los nuevos estudios que salgan entorno a la dieta cetogénica y ser críticos al leerlos, no te dejes llevar solo por un par de teorías sino que, más bien busca diferentes puntos de vista que te ayuden a comprender de forma global lo que está ocurriendo. La dieta cetogénica no tiene que ser un problema para los huesos si sabemos cómo sobrellevarlo y sobre todo si no sobre exigimos a nuestro cuerpo óseo.

La dieta ceto y el riñón

Los especialistas además han dicho que la dieta cetogénica puede afectar la función renal y dañar considerablemente el riñón, hasta el momento no existían estudios que realmente dejaran claro si esto pasaba o no, pero en marzo del 2020 se llevó a cabo un estudio del que hablaremos justo ahora.

El estudio que se llevo a cabo no solo fue una investigación teórica sino que se llevo a cabo con personas reales en su entorno de vida normal, de esta forma se acerca más a los resultados de la vida real. Se realizo a 92 pacientes dividiéndose en dos grupos: unos tenían la función renal normal y otros tenían una falla renal importante. El déficit calórico que se tenía en este estudio fue bastante alto ya que el consumo era de unas 600 a 800 calorías y duró tres meses.

Los resultados fueron estos: las enzimas del daño hepático disminuyeron, al igual que los triglicéridos, algo bastante bueno a nivel metabólico. No se alteraron los iones, el sodio el potasio, etc. Hubo una menor cantidad de agua en el cuerpo, algo bastante normal dentro de esta dieta, perdiendo volumen rápidamente, aunque no necesariamente grasa al comienzo.

Aproximadamente el 20% del peso inicial se perdió en tan solo tres meses, algo que es bastante elevado. Hubo un incremento de calcio y fosforo, posiblemente esto se debe a la perdida de agua.

Los pacientes con insuficiencia renal no empeoraron, pero no solo eso, sino que el 27% de los pacientes recuperaron su función renal hasta llegar a tener una normal, algo que no tiene precedentes en tan poco tiempo y de forma tan relativamente simple.

Podemos entonces concluir que realmente la dieta cetogénica no afecta negativamente al riñón, por el contrario parece tener un potencial de ayuda para los padecimientos del mismo.

Cómo superar la adicción al azúcar

Un problema que muchas personas tienen al comenzar cualquier dieta o régimen donde se le restrinjan los azúcares es la imposibilidad de dejarlos de lado. El azúcar es muy estimulante para el cerebro y es capaz de crear una adicción similar a la que provoca el consumo de cocaína, de aquí ya podemos deducir los graves problemas que acarrea esta situación.

La adicción al azúcar es real. Si tú tienes una pérdida de control sobre ciertos alimentos, se trata de un problema que puede afectar tu vida en gran medida. Si hablamos del sistema de recompensas, cuando nos sentimos felices, no sientes mucho dolor ni malestares. Cuando esto pasa es porque tu cerebro está drenando de dopamina y endorfinas, una gran cantidad de neurotransmisores en el cerebro. Y esto es lo que pueden hacer las drogas psicoactivas. ¿Y quién podría creer que el azúcar puede hacer eso? Bueno, lo hace. Normalmente cuando un drogadicto consume su droga busca la forma de que nadie más sepa que lo hizo, que nadie más lo vea. Este comportamiento también lo tienen las personas que tienen adicción al azúcar.

Ya sabemos que el azúcar tiene la capacidad real de cambiar la química de tu cerebro. ¿Cualquiera que coma azúcar es un adicto al azúcar? No. Esto pasa cuando se tiene un sistema de recompensas sensible.

Tener una adicción significa perder el control, algo más te está manejando, y el azúcar hará que hagas casi cualquier cosa para comerla. Y si escuchas a la gente contar sus historias, podrás ver que es una droga muy, muy potente.

Cuando eres adicto al azúcar ella manda sobre tus deseos, y a pesar de que la gente quiera perder peso, todavía sigue comiendo y ganando peso gracias a su problema. Ese es uno de los signos de la adicción: quiero perder peso, pero sigo comiendo y engordando. Si este es tu caso, no quiere decir que estés loco o enfermo, solo tienes una química cerebral potente y cambiada y eso se debe a la gran cantidad de alimentos procesados que tenemos hoy en día en todos lados.

Mucha gente se puede estar haciendo la gran pregunta ¿Por qué simplemente no dejan de hacerlo? Bueno, es que no se trata de fuerza de voluntad. Cuando hablamos de los adictos al azúcar debemos pensarlos de la misma forma que percibimos a los alcohólicos, drogadictos, fumadores, sabemos que es muy difícil dejarlo, incluso cuando a nosotros nos parece inaudito, lo comprendemos y respetamos. Estas personas pueden tener mucha fuerza de voluntad y mucha determinación para otras cosas, pero fallan enormemente en este aspecto. De lo que se trata realmente es del sistema de recompensa del cerebro: una vez que la droga llega al sistema de recompensa del cerebro, este puede cambiar.

Tu cerebro está transformado, chocheado, hackeado. La droga en sí misma reconstruye o reconecta partes del sistema de recompensas para que pierdas tu fuerza de voluntad y empieces a hacer cosas que realmente no quieres.

Uno de los grandes problemas de una adicción es que el resultado de lo que estás haciendo no es lo que deseas. La mayoría de las personas no quiere, o no le gusta admitir que no tiene control sobre las cosas. Vamos a hablar un poco de las cosas que podemos hacer para detener o restaurar este hackeo cerebral que sufrimos.

El problema más difícil que enfrenta la gente al momento de dejar el azúcar son los síntomas de abstinencia, como ocurre con cualquier droga. Entre los síntomas de abstinencia que podrías experimentar están: el cansancio, sentirte muy inquieto, dolor de cabeza, espasmos musculares, fluctuaciones del estado de ánimo, tu estómago no funcionará bien, inflamación, escalofríos, malestar del sueño como dormir demasiado o no dormir lo suficiente, y un infinito etc. Ya verás que son síntomas complicados de sobrellevar sobre todo si debes ir a trabajar, estudiar o lidiar con una casa a tu cargo, el no poder superar la barrera de la abstinencia hace que las personas recurran de inmediato a la droga, esto puede tardar un día, dos o incluso solamente unas cuantas horas.

Hay una pregunta importante que seguramente te has hecho si estas en esta situación ¿Es bueno dejarlo de golpe? ¿O ir reduciendo el consumo poco a poco?

Lo más recomendado es hacer las cosas de raíz, es decir, dejar el consumo de una vez, un día te levantas y dejas de hacerlo, claro, suena fácil aunque no lo es. El problema de un desapego progresivo es que, si sigues comiendo las cosas que tienen un efecto de droga sobre tu cerebro, eso va a desencadenar que comas más y el antojo podría ser insoportable. Tendrás un antojo cada día durante mucho tiempo y va a ser muy difícil hacer que disminuya.

Como primer paso deberás:

Identificar qué tipos de comida están creando el problema en tu vida, esto puede ser caramelos, chocolates, o quizás panes o pastelería. Antes de tomar la decisión y empezar con esta lucha, necesitas saber qué debes comer.

Bebe mucha agua, cuando sientas que ya no tienes fuerzas y que necesitas ese shot de droga, bebe un gran vaso de agua.

Haz ejercicios de respiración, inhalando y exhalando de forma larga y continua hasta que los niveles de ansiedad se disminuyan.

Ten un plan alimenticio y mantén a la mano comidas que te puedas comer para evitar optar por lo más rápido que sería ir por unas golosinas a la esquina.

Si puedes mantenerte aislado y sin la necesidad de salir al mundo externo mejor, ya que al estar fuera te ves tentado a miles de alimentos y será muy difícil mantener el control en esta situación.

Que alguien de confianza esté al tanto de tu proceso para que supervise, de forma silenciosa y con respeto, todo tu proceso. Debe estar allí cuando sientas que ya no puedes más. Un tercero podría ayudar a controlarte en esos momentos de no retorno.

3 mitos de la dieta cetogénica

Como en todo nuevo método de alimentación, siempre habrá personas que estén en contra o que les parezca una locura. Los enemigos de la dieta cetogénica no son la excepción, hay muchas personas que a raíz de su desconocimiento han creado mitos o mentiras en torno a esta dieta, aquí vamos a desmentir algunos de ellos.

1. Se cree que la dieta cetogénica es muy difícil de seguir, costosa y compleja. La realidad es que ya vimos la enorme variedad de comidas que se puede consumir. Si bien todo al comienzo es complejo, a largo plazo las dificultades disminuyen considerablemente. Con referencia al tema de los costos esto es muy relativo, si bien la dieta cetogénica promueve el consumo de comidas orgánicas, el hecho de no tener un pollo orgánico y que haya sido criado en libertad en tu plato no quiere decir que no estés en cetosis.

2. La cetoacidosis te volverá diabético. La cetoacidosis es el cambio en la acidez de la sangre ocasionado por la cetosis en el cuerpo, si bien esto solo afecta a las personas que padecen de una diabetes tipo 1, no es para nada probable que le ocurra a una persona que no tenga este padecimiento, incluso si tienes diabetes tipo 2 estarás fuera de este peligro.

3. Se debe hacer obligatoriamente en conjunto al ayuno intermitente. Esto es un error bastante común, cuando se habla de ambas practicas suelen mencionarse en conjunto ya que si se hacen a la par trae muchas más potencialidades, pero la realidad es que son practicas separadas y para nada codependientes.

18 recetas cetogénicas

1. Pavo con mozzarella, un platillo muy variado, saciante y sobre todo cetogénico.

- 30 g mezcla de lechuga
- 40 g fiambre de pavo o jamón curado
- 75 g corazones de alcachofas en lata
- 50 g tomatitos cherry
- 100 g (200 ml) queso mozzarella cortado en gajos
- 50 g aguacates cortado en rodajas
- 1 cda. aceite de oliva
- 2 cdta. vinagre balsámico (opcional)
- sal y pimienta al gusto

La preparación de este primer plato es sumamente sencilla: Preparar una base de lechuga y después añadir todos los ingredientes al plato. Luego rociar con aceite de oliva, vinagre y salpimentar al gusto. ¡ya tienes una increíble comida cetogénica! Puedes prepararla en menos de cinco minutos y sin excusas.

2. Hamburguesas de salmón con puré verde: una nueva forma de comer delicioso y sin salirte del régimen cetogénico.

Para las hamburguesas de salmón
- 650 g salmón o trucha
- 1 huevo
- ½ cebolla amarilla
- 1 cdta. Sal
- ½ cdta. Pimienta

- 50 g mantequilla, para freír
  Para el puré verde:
- 450 g brócoli
- 150 g mantequilla
- 50 g queso parmesano, rallado
- Sal y pimienta al gusto

Precalentar el horno a 100 °C (220 °F). Cortar el pescado en trozos pequeños y colocarlo junto con el resto de los ingredientes para la hamburguesa en un procesador de alimentos.

Presionar durante 30-45 segundos hasta que consigas una mezcla gruesa. No mezclar demasiado a fondo, pues puede hacer que sea difícil armar las hamburguesas.

Armar 6-8 hamburguesas y freír durante 4-5 minutos por cada lado a fuego medio en una cantidad generosa de mantequilla o aceite. Mantener calientes en el horno.

Recortar el brócoli y cortar en pequeños ramilletes. También puedes usar el tallo, pelarlo y cortarlo en trozos pequeños.

Poner a hervir una olla con agua ligeramente salada y añadir el brócoli. Cocinar durante unos minutos hasta que esté suave pero no hasta que desaparezcan todas las texturas. Escurrir y tirar el agua hirviendo.

Usar una batidora de mano o un procesador de alimentos para mezclar el brócoli con mantequilla y queso parmesano. Salpimentar. ¡A comer!

3. Omelette de mariscos, todas las recetas son únicas y especiales, sin duda este nombre ya te llenó de curiosidad.

- 30 g mezcla de lechuga
- 40 g fiambre de pavo o jamón curado
- 75 g corazones de alcachofas en lata
- 50 g tomatitos cherry
- 100 g (200 ml) queso mozzarella cortado en gajos
- 50 g aguacates cortado en rodajas
- 1 cda. aceite de oliva
- 2 cdta. vinagre balsámico (opcional)
- Sal y pimienta al gusto

Saltear los mariscos en aceite de oliva junto con el ajo picado, el ají, las semillas de hinojo, el comino, la sal y la pimienta. Reservar y dejar enfriar a temperatura ambiente. Añadir la mayonesa y los cebollinos a la mezcla enfriada de mariscos. Batir los huevos. Salpimentar. Freír en una sartén antiadherente con abundante mantequilla o aceite. Añadir la mezcla de mariscos cuando la omelette esté casi lista. Plegar. Reducir el fuego y dejar unos instantes. ¡Delicioso y listo para comer!

4. Omelette de tocino. Suena delicioso, ¿no?

- 4 huevos
- 150 g tocino cortado en cubitos
- 75 g mantequilla
- 50 g espinacas frescas
- 1 cda. cebollino fresco finamente picado
- Sal y pimienta

Primero toca freír el tocino y las espinacas en mantequilla. Batir los huevos hasta que queden espumosos. Mezclar las espinacas y el tocino, incluida la grasa sobrante de freír.

Añadir el cebollino bien picado. Salpimentar al gusto. Verter la mezcla de huevo a una o varias asaderas y hornear durante 20 minutos o hasta que se dore. Dejar enfriar durante unos minutos y ¡a comer!

5. Sanduche sin pan ¿acaso esto es posible? Sí que los es y mira cómo:

- 4 huevos
- 150 g tocino cortado en cubitos
- 75 g mantequilla
- 50 g espinacas frescas
- 1 cda. cebollino fresco finamente picado (opcional)
- Sal y pimienta

Freír los huevos ligeramente por ambos lados y salpimentar al gusto. Usar un huevo frito como base para cada sanduche. Colocar el jamón/pastrami/fiambres apilados y luego añadir el queso. Cubrir cada montón con un huevo frito. Dejar en la sartén con el fuego suave si quieres que se derrita el queso. Rociar con algunas gotas de Tabasco por encima y tendremos este sanduche tan original y 100% cetogénico.

6. Chuletas con coliflor asado.

Para las chuletas de cerdo
- 4 chuletas de cerdo
- 1 cda. mix de especias rancheras
- 50 g mantequilla, para freír
Para la coliflor con parmesano
- 650 g (1,5 litros) coliflor
- 2 cda. aceite de oliva
- sal y pimienta
- 110 g queso parmesano rallado

Lo primero que debemos hacer para este platillo es frotar las chuletas con las especias rancheras y salpimentar. Reservar. Precalentar el horno a 200 °C. Recortar y enjuagar la coliflor y cortarla en rodajas de 1,3 cm con un cuchillo afilado. Luego vamos a colocar la coliflor en una asadera forrada con papel de horno. Aplicar aceite de oliva en las rodajas por ambos lados y salpimentar. Lo siguiente es espolvorear el queso parmesano por encima, y hornear durante 20-25 minutos hasta que se dore. Mientras tanto, freír las chuletas en mantequilla a fuego medio alto hasta que estén bien hechas, alrededor de 4-5 minutos por cada lado. Dejamos las chuletas reposar por unos minutos antes de servir y ya tenemos una comida que no dejara lugar a antojos.

7. Pechuga de pollo rellena de queso ¿qué? Sí, así mismo, esto es posible en la dieta cetogénica.

Para el pollo relleno:
- 650 g pechugas de pollo
- 2 cda. aceite de oliva
- 1 pimiento rojo rojo o verde
- 1 diente de ajo
- 2 cda. jalapeños en vinagre, bien picados
- ½ cdta. comino molido
- 75 g queso crema
- 110 g queso rallado
- sal y pimienta
- 4 palillos
Para el guacamole de acompañante:
- 2 aguacates maduros
- 2 dientes de ajo picados
- ½ de jugo de limón

- 3 cda. aceite de oliva
- 5 cda. cilantro fresco
- 1 tomate picado
- Sal y pimienta

Para comenzar debemos picar finamente los pimentones y el ajo. Saltearlos en aceite hasta que se vuelvan suaves. Ponerlos en un bol y dejarlos enfriarse por 5 minutos. Luego vamos a añadir jalapeños, especias y los dos tipos de queso al bol. Mezclar bien. Ahora toca cortar las pechugas a lo largo, solo parcialmente en la parte más delgada, para que las puedas abrir como un libro. Finalmente vamos a añadir una buena porción de la mezcla de queso y cerrar las pechugas con un palito. Freírlas en aceite o mantequilla hasta que se doren. Meterlas en una asadera. Ahora hornearemos por 20 minutos o hasta que las pechugas estén cocinadas completamente. ¿Suena delicioso? Claro que sí.

8. Albóndigas rellenas de queso.

- 700 g carne molida
- 1 cda. albahaca seca
- ½ cdta. sal
- 2 pizcas pimienta negra molida
- 2 cda. agua fría
- 110 g queso mozzarella
- Mantequilla

Lo primero que haremos será mezclar la carne, la albahaca, la sal, la pimienta y un poco de agua fría. Mezclar bien con las manos o con un tenedor grande de madera.

Armar 10 hamburguesas planas y cortar la mozzarella en 10 trozos y colocar un trozo en cada hamburguesa. Envolver el queso con la carne y armar una bola. Freír en mantequilla a fuego medio hasta que esté durado y salgan los jugos ¡delicioso!

9. Pasticho cetogénico. Una nueva forma de no dejar de lado tus comidas favoritas.

- 450 g salchichas italianas
- 325 g carne molida
- ½ cebolla amarilla
- 2 dientes de ajo molido
- 700 g salsa marinera sin azúcar
- 450 g queso ricotta
- 1 huevo
- ½ cdta. sal marina
- 325 g queso mozzarella
- 175 ml queso parmesano
- 225 g fiambre de pollo asado

En el horno comenzaremos dejando cocinar la salchicha, la carne molida, la cebolla y el ajo a fuego medio hasta que quede dorado. Una vez esté listo le vertimos la salsa marinera. Luego, mezclaremos el queso ricotta con huevo y sal.

Para armar el pasticho deberemos extender la salsa de carne en el fondo de una asadera, luego colocamos las rebanadas de pechuga de pollo sobre la salsa de carne. Untamos con la mitad de la combinación de queso ricota y cubrimos con rodajas de queso mozzarella. Repetir las capas y cubrir con el queso mozzarella y queso parmesano en la ultima capa.

Cuando tengamos el pasticho armado, vamos a cubrirlo con papel de aluminio, así evitamos que se pegue, hay que rociar el papel con aerosol de aceite o asegurarse de que el papel no toque el queso. Hornear durante 25 minutos. Retirar el papel de cocina y hornear otros 25 minutos. ¡Quedará un platillo que te dejará con ganas de nunca dejar la dieta cetogénica!

10. Sanduche de pepinillo o pepino.

- 4 pepinillos, grandes
- 4 cda. (50 g) mayonesa
- ½ cda. mostaza de Dijon
- 110 g fiambre de pavo o jamón
- 1 tomate, en rodajas
- 2 hojas de lechuga
- 50 g queso cheddar
- ¼ cebolla morada
- sal y pimienta negra molida
- 4 palillos

Cortar cada pepinillo a lo largo de forma tal que queden dos capas. Con una cuchara, escarbar las semillas del centro para así crear un pequeño hueco en donde irá el relleno. Mezclar la mayonesa con la mostaza. Esparcir la mezcla sobre la mitad del pepinillo que hará de base.

Poner encima el fiambre, tomate, lechuga, cebolla y queso. Por último, colocar la otra mitad del pepinillo a modo de tapa del bocadillo, y atravesar con un palillo para asegurarse que todo quede en su lugar.

11. Salchichas al horno y vegetales

- 30 g mantequilla, para engrasar la asadera
- 1 calabacín pequeño
- 2 cebollas amarillas
- 3 dientes de ajo
- 150 g tomatitos cherry
- 200 g (425 ml) queso mozzarella fresco

- ½ cdta. sal marina
- ¼ cdta. pimienta negra molida
- 1 cda. albahaca seca o tomillo seco
- 60 ml aceite de oliva
- 450 g salchichas

Partir el calabacín en trozos del tamaño de un bocado. Pelar y cortar la cebolla en rodajas. Cortar el ajo en rodajas o en trozos. Colocar el calabacín, las cebollas, el ajo y los tomates en la asadera. Cortar el queso en trozos de 2,5 cm y ponerlo con las verduras. Sazonar con sal, pimienta y albahaca o tomillo. Echar aceite de oliva sobre las verduras y poner las salchichas por encima. Hornear durante al menos 40 minutos o hasta que las salchichas estén bien hechas y las verduras doradas y caramelizadas.

12. Ñoquis cetogénicos con pesto.

Para los ñoquis:
- 225 g coliflor
- 75 g queso parmesano
- 100 g harina de almendra
- 2 yemas de huevo
- 1 cdta. cebolla molida (opcional)
- 1 cdta. De cáscaras de psyllium en polvo o goma xantana
- ½ cdta. sal
- 225 g queso rallado
- 2 cda. aceite de oliva o mantequilla
-

Para la salsa pesto:
- 150 ml aceite de oliva divididas en dos
- 75 g queso parmesano
- 50 g (100 ml) piñones

- 30 g albahaca fresca
- 1 diente de ajo
- sal y pimienta negra molida

Lo primero que debemos hacer es colar y limpiar la coliflor y dividirla en ramilletes pequeños. Cocerla al vapor durante unos minutos o hacerla en el microondas hasta que quede tierna. Triturar en un procesador de alimentos a máxima velocidad hasta que tenga una consistencia suave.

Colocar el puré de coliflor sobre un paño de cocina. Tomar los extremos del paño y escurrir tanto líquido como puedas. No te saltes este paso. Cuando más seca quede, mejor. Volver a poner la coliflor en el procesador de alimentos. Añadir los demás ingredientes menos el queso rallado. Combinar hasta que queden bien mezclados.

Calentar el queso rallado en el microondas durante unos minutos hasta que se derrita. También puedes derretirlo con cuidado en una cacerola a fuego medio-bajo sin dejar de remover. Añadir el queso derretido en el procesador de alimentos y mezclar junto con la mezcla de coliflor hasta que sea una masa uniforme.

Armar un rollo por persona y dejar enfriar totalmente en el refrigerador o el congelador, al menos durante 1 hora. Armar 12 bolas pequeñas por cada rollo. Presionar suavemente con un tenedor para hacer pequeñas rayas si quieres.

Calentar el aceite de oliva o la mantequilla en una sartén. Freír los ñoquis a fuego medio-alto hasta que se hayan calentado por completo. Mezclar todos los ingredientes para el pesto con solo unas pocas cucharadas de aceite. Usar una licuadora o una batidora de mano. Añadir el resto del aceite y mezclar un poco más. ¿Ya quieres empezar a comer cetogénico? Seguro que sí.

13. Pasta cetogénica, sí como lo lees. Después de tanto repetir que no se puede consumir pasta, finalmente si podrás, pero una muy especial. Veamos:

- Pasta keto
- 8 huevos
- 275 g queso crema
- 1 cdta. sal
- 50 g cáscaras de psyllium en polvo
- Salsa de queso azul
- 200 g queso azul
- 200 g queso crema
- 50 g mantequilla
- 2 pizcas pimienta

Para hacer nuestra pasta cetogénica lo primero que debemos hacer es batir los huevos, el queso crema y la sal hasta conseguir una masa homogénea. Continuar batiendo mientras añades poco a poco la cáscara de psilio en polvo. Dejar reposar la masa durante 2 minutos. Colocar otro trozo de papel de horno por encima y aplanarla con un rodillo hasta que la masa sea larga y un poco fina. Colocar la masa cubierta con el papel en el horno y hornear durante unos 10-12 minutos. Dejar enfriar y retirar el papel. Luego podremos cortar la pasta en tiras finas con un cortador de pizza o un cuchillo afilado. Es incluso más fácil enrollar la pasta a lo largo y cortar tiras con un par de tijeras.

Ahora para hacer nuestra salsa, debemos derretir con cuidado el queso azul en una cacerola pequeña a fuego medio sin dejar de remover. Añade el queso crema y remover bien durante unos minutos. Luego deberás agregar la mantequilla y remover hasta que esté suave. Evita que la salsa hierva; solo tiene que estar caliente.

14. Smoothie de espinaca y aguacate. Una opción de desayuno saludable y cetogénico.

  - 1 aguacate
  - 75 g espinacas congeladas
  - 1 lima
  - 30 g jengibre fresco
  - 8 g de semillas de chía
  - 225 ml crema de coco o agua

Para esta receta rápida necesitaremos comenzar por pelar el aguacate y sacar el hueso. Pelar la lima y el jengibre. Sacar con una cuchara la pulpa de la lima, ya que solo usaremos esta parte y quizá algo de ralladura. Colocar todos los ingredientes en una licuadora y licuar hasta que adquieran una consistencia suave

15. Croquetas de bacalao. Todo lo que está en croquetas es delicioso, por suerte aún se pueden comer durante nuestro proceso de cetosis. Veamos:

  - 300 g bacalao o abadejo
  - 100 g raíz de apio, pelada y picada
  - 36 g pimientos rojos picado
  - 1 cda. perejil fresco picado
  - 36 g cebollas moradas picada
  - ¼ cdta. pimienta negra molida
  - 2 huevos medianos
  - 3 cda. crema batida
  - 175 ml de aceite de coco

Comenzaremos con colocar el bacalao en un recipiente profundo y dejar en remojo cubierto completamente de agua por 6 horas, cambiar el agua cada dos horas seria lo más recomendable. Como verás, esta receta tomará un poco más de tiempo que otras. Luego de pasado el tiempo, ponemos el bacalao en una olla y agregamos agua limpia para cubrirlo. Hervimos a temperatura media por 30 minutos, agregando agua si fuese necesario para mantener el bacalao sumergido.

Mientras tanto, hervir la cepa de apio en una olla separada hasta que esté blanda, esto tardará cerca de 15 minutos. Cuando este suave vamos a retirar la cepa de apio del agua y majar hasta obtener un puré bien suave y sin grumos.

Sacamos el bacalao hervido del agua y de nuevo cubrimos el bacalao con más agua, y lo dejamos enfriar a temperatura ambiente.

Una vez haya refrescado, retira el agua y limpia el bacalao de espinas, escamas y piel. Desmenuzar muy bien, y exprimir con las manos para eliminar el exceso de agua que puede haber absorbido.

Colocar el bacalao en un recipiente profundo. Agregar el puré de cepa de apio, el pimiento picado, perejil, y cebolla. Sazonar con pimienta y mezclar con los huevos y la crema de leche.

Luego vamos a calentar el aceite en una sartén a temperatura media y usando dos cucharas dar forma a las frituras con aspecto y tamaño parecido a un huevo.

Colocar cuidadosamente en el aceite. Freír de dos en dos, volteando hasta que se torne dorado oscuro completamente. Retirar del aceite y colocar sobre una toalla de papel para absorber el exceso de aceite.

¿Delicioso? Vale la pena el esfuerzo, no te arrepentirás.

16. Pescado en salsa de coco

- 3 cda de aceite de coco
- 1 cebolla morada en rodajas finas
- 1 pimiento rojo en tiras finas
- 1 jalapeño fresco en tiras finas
- 5 dientes de ajo picados
- 425 ml leche de coco sin azúcar
- 1½ cdta. anato en polvo
- Sal al gusto
- 1 kg filetes de pescado blanco
- 4 g cilantro fresco picado

Tendremos aceite a fuego medio en una sartén donde agregaremos la cebolla, pimiento, jalapeño y ajo, revolvemos hasta que la cebolla comience a tornarse translúcida. Bajar el fuego a medio-bajo y agregar la leche de coco y el anato, mezclando bien. Cocer hasta que el líquido se haya reducido a casi la mitad de su volumen original (5-7 minutos). Sazonar la salsa con sal al gusto.

Colocar el pescado en la sartén y cocer por 5 minutos, volteando a mitad del tiempo para cocinar uniformemente. Espolvorear con las hojas de cilantro y retirar del fuego. ¡Ya podemos comer este plato fácil y delicioso!

17. Sushi cetogénico ¡Sí! Para los amantes del sushi, no tienen nada que temer, aún pueden disfrutar de este bocado aunque con algunas diferencias, sigue siendo muy rico.
Para el arroz de coliflor
650 g (1,5 litros) coliflor
2 cda. vinagre de arroz

¼ cdta. sal
Para el relleno:
4 láminas nori
150 g salmón o trucha
75 g pepinos
1 aguacate
30 g rábanos japoneses
4 cda. mayonesa

Con un rallador o un procesador de alimentos, triturar la coliflor en trozos del tamaño de un grano de arroz. Cocinar al vapor o colocar en el microondas el arroz de coliflor a potencia alta durante 2-3 minutos. Dejar enfriar completamente.

Añadir el vinagre de arroz y la sal. Exprimir para eliminar el exceso de líquido.

Armar los rollos de sushi. Comenzar colocando las láminas de nori rectangulares con el lado brillante hacia abajo sobre una estera de bambú (incluida en la mayoría de los kits de sushi).

Extender el arroz de coliflor en una capa uniforme de 1 cm (½ pulgada) de espesor para que cubra las ¾ partes de la lámina. Dejar algo de espacio en el extremo del borde para que puedas cerrar el rollito después. Añadir salmón finamente cortado, pepino, aguacate y el rábano japonés en el medio. Añadir un poco de mayonesa y semillas de sésamo, si vas a usar.

Empezar a enrollar con firmeza pero con cuidado, y cerrarlo cepillando agua sobre el borde sin arroz. Luego se corta en rebanadas y listo.

18. Estofado de pescado

- 2 cda. aceite de oliva
- 225 g cebollas amarillas bien picada
- 4 dientes de ajo picados
- 1 pizca hojuelas de ají
- 450 g de tomates en trozos
- 2 cda. concentrado de tomate
- 225 ml jugo de almejas
- 650 g pescado blanco, de 4 cm de grosor, cortado en dados de 5 cm
- ½ cdta. sal
- 2 cdta. albahaca seca
- 2 cdta. orégano seco
- 2 cda. perejil fresco picado

A fuego medio, mezclar el aceite de oliva, la cebolla, el ajo y las hojuelas de ají. Cocinar durante unos 3-5 minutos, hasta que la cebolla se ablande. Incorporar los tomates en dados, el concentrado de tomate y el jugo de almejas. Llevar a ebullición a fuego medio-alto. Reducir el fuego a medio y hervir a fuego lento la base de tomate durante unos 10 minutos para reducirla ligeramente. Añadir el pescado. Sazonar el estofado con sal, perejil, albahaca y orégano. Cubrir y cocinar durante 5 minutos hasta que el pescado se desmenuce fácilmente con un tenedor.

5 postres cetogénicos

1. Pastel de chocolate cetogénico: bajo en carbohidratos, sin harinas y alto en grasas. ¡una opción deliciosa que no te sacará de cetosis!
   — 200 gramos de chocolate con más de 75% de cacao.
   — 100 gramos de mantequilla
   — 100 ml de crema
   — 4 huevos
   — 6 cucharadas de eritritol
   Valores nutricionales por porción:
   (rinde 8 porciones)
   — Calorías: 301, carbohidratos: 5g, fibra: 3g, proteína: 6g, grasas 27g.

Derrite el chocolate a baño maría, agregamos la mantequilla sin sacar la mezcla del baño maría, una vez todo incorporado sacamos del fuego y agregamos la crema de leche y vamos mezclando y batiendo con fuerza. Ahora agregamos los huevos y volvemos a mezclar. Ahora agregamos el eritritol que endulzará y dará mejor consistencia, un poco espesa.

Ahora toca hornear el pastel. Unta mantequilla en la base del molde y agrega la mezcla bien distribuida. Enciende el horno a unos 160 grados centígrados y déjalo unos 45 minutos.

2. Bizcochuelo de limón cetogénico. Aporta grasas y proteínas y aporta pocas calorías y carbohidratos.
   - 6 huevos
   - Dos tazas de harina de almendras
   - 2/3 de taza de coco
   - 5 cucharadas de harina de coco

- 1 cucharadita de polvo para hornear
- 1 cucharadita de bicarbonato de sodio
- ¼ de cucharada de sal
- 2/3 de taza de jugo de limón
- 1 cucharadita de vainilla
- ¾ de taza de eritritol
- 2 gotas de Stevia

Para la crema:
- 1/3 de queso crema
- 1/3 de crema entero
- 6 gotas de Stevia

Valores nutricionales por porción: (rinde 12 porciones)
- 174 calorías, 2 gramos de carbohidratos, 17 gramos de grasas, 4 gramos de proteína.

Mezclamos el jugo de limón con los huevos hasta que se integren, luego agregamos a la mezcla el aceite de coco y el bicarbonato de sodio, la vainilla y la harina de coco. No dejamos de mezclar en ningún momento. El bicarbonato nos ayudará a que el bizcocho crezca y tenga consistencia esponjosa. Luego de mezclar bien agregamos la harina de almendras mezclando con fuerza para evitar grumos. Luego agregamos el eritritol hasta que se haya diluido. Al final, cuando la mezcla esté espesa, agrega la sal mezcla y lleva al horno. 180 grados centígrados y dejamos por unos 40 minutos.

Ahora haremos el glaseado. Batimos el queso crema y la crema entera, batimos hasta tener una crema entera, luego agregamos la Stevia y mezclamos hasta tener una mezcla consistente. Ahora el sacamos el bizcocho del horno y untamos la mezcla sobre su superficie del bizcocho. ¡Delicioso!

3. Cheesecake cetogénico: un pie de queso delicioso que no nos hará salir de la cetosis.

- ¼ de taza con harina de almendra
- ¼ de eritritol
- 56 gramos de mantequilla
- 1 cucharadita de vainilla
- 1 huevo
  Para la mezcla suave:
- 680 gramos de queso crema
- 1 taza de eritritol
- 2 huevos
- ¼ de jugo de limón
- 1 cucharada de vainilla

Valores nutricionales por toda la torta de cheesecake: calorías 2526; carbohidratos 30 gramos, fibra 15 gramos, proteína 50 gramos, grasas 300 gramos.

Para la base vamos a utilizar la harina de almendras, ya que necesitamos una textura crujiente. Agregamos el eritritol granulado para una textura más gruesa. Agregamos la mantequilla derretida previamente, luego agregamos el huevo y mezclamos muy bien hasta que tengamos una masa, luego agregamos la vainilla que dejará más suave la mezcla. Necesitarás un molde desmontable para formar la base, en este colocaremos la mezcla que acabamos de preparar, debemos distribuirla muy bien y a la misma altura, debe ser parejo. Llevamos al horno a 300 grados centígrados y dejamos por 15 minutos.

Ahora vamos a preparar el cheesecake. Agregamos el queso, lo mezclamos para dejarlo más suelto y suave, luego agregamos el eritritol. Aquí es mejor que te ayudes con una batidora eléctrica. Luego agregamos los huevos a temperatura ambiente, agregamos los huevos y mezclamos de nuevo. Luego agregaremos esta crema sobre la base que ya preparamos. Ahora lo volvemos a llevar al horno a 360 grados centígrados por unos 30 minutos. Luego que esté listo debemos dejarlo enfriar al natural, luego de eso lo cubriremos con papel aluminio y lo dejaremos en la nevera unas cinco horas. Ahora es cuando podremos retirarlo de la base.

Ahora vamos con el decorado, como frutas podremos usar diversos frutos rojos que son la mejor opción dentro de la dieta cetogénica. Con fresas y moras troceadas podemos decorar la parte de arriba y listo ¡hermoso y delicioso!

4. Galletas con chispas de chocolate cetogénicas. Son muy sencillas y bajas en carbohidratos.

- 1 cucharadita de aceite de coco
- 1 yema de huevo
- ½ cucharada de extracto de vainilla
- 1 taza de harina de almendras
- 3 cucharadas de eritritol
- Media cucharada de chips de chocolate amargo sin azúcar.

Derrite el aceite de coco en el microondas, luego agregaremos la harina de almendras y el eritritol, luego un poco de sal. Luego agregamos la yema y la vainilla y mezclamos, finalmente agregamos las chipas de chocolate. Mezcla con una paleta o con la mano, pero no con una batidora eléctrica. La masa estará bien compacta y gruesa. El siguiente paso es darles forma a las galletas, estas deberán tener la forma circular ya que no son tan liquidas como para derretirse durante la cocina. Esta galleta se horneará en el microondas, primero por 25 segundos y luego 25 segundos más. Ahora le darás la vuelta y volvemos a repetir el proceso. Pero si prefieres el horno tradicional, precaliéntalo a 160 grados centígrados y déjalas hornear por unos 12 minutos.

5. Tiramisú cetogénico, ideal para darnos un gusto sin poner en riesgo nuestra cetosis.

- 1 cuchara de mantequilla
- 1 cucharada de queso crema
- 1 cucharada de leche de almendras
- 1 huevo
- 2 cucharadas de harina de coco
- ¼ de cucharada de polvo de hornear
  Para la crema:
- 3 onzas de queso crema
- Media taza de crema de leche
- 20 gotas de Stevia liquida o eritritol
- ¼ de taza de café fuerte
- 1 cucharadita de esencia de vainilla

Para la masa, derretimos la mantequilla y agregamos el queso crema, la leche de almendras, el huevo y mezclamos muy bien. Seguramente queden algunos grumos de queso pero tranquilo que podrás eliminarlos al agregar los ingredientes secos. Ahora agrega la harina y el polvo para hornear, hay que mezclar muy bien hasta que quede libre de grumos. Ahora lo llevamos al microondas por un minuto y medio a dos minutos. Cuando lo saques verás que la masa habrá crecido en tamaño. Lo dejamos enfriar mientras se hace el relleno.

Ahora mezclamos la crema de leche hasta que crezca bastante en volumen, es bueno que aquí te ayudes con una batidora eléctrica. Ahora agrega el queso crema a temperatura ambiente y mezcla, ahora agrega las gotas de endulzante y estará listo el relleno.

Ahora picaremos el ponqué en trozos largos y mojaremos estos trozos en café mezclado con vainilla. Deberás tener dos capas del bizcocho picados en forma de deditos.

Lo montaremos así: Mojamos los deditos y lo colocamos en un molde hasta llenar la capa del molde, luego agregamos la mezcla de queso y otra capa de bizcocho remojado en café y finalmente otra capa de crema. Ahora agregamos cacao en polvo por encima y listo, metemos en la nevera y dejamos refrigerar por al menos una hora. ¡y delicioso!

Recomendaciones nutricionales para mantener el peso

- No desequilibrar el balance energético: ya sabemos que necesitamos tener un buen equilibrio en cuanto a las calorías que gastamos diariamente y las que ingerimos. Para bajar de peso normalmente estas calorías ingeridas deben disminuir mientras que las gastadas deben subir. Cuando lo que buscamos en mantenernos en un peso ideal esto no es necesario.

Si ya llegaste a tu meta, o simplemente te sientes bien con tu peso saludable, ¡eres un afortunado! Pero no puedes descuidarte, puesto que cualquier despiste puede hacer que subas unos kilos demás, como también una exigencia innecesaria al cuerpo puede hacer que llegues a bajar más de peso y no queremos para nada estar en un infra peso, ya que esto puede llegar a ser peligroso.

Estar consciente de las calorías que ingieres y no sobre pasar las necesarias, ya anteriormente te explicamos cómo calcular las calorías que necesitan ingerir al día. De la misma forma que no debes pasarlas, tampoco deberías consumir menos, o hacer excesivo ejercicio que gaste demasiadas calorías, aunque si haces esto, lo ideal es entonces consumir un poco más de calorías, así recuperas la energía gastada creando un buen equilibrio.

- Mantente activo físicamente, aunque sea un poco: si eres de esas personas que odia hacer ejercicio y mantenerse activo, y como estas en tu peso ideal consideras que no será necesario hacerlo, te equivocas. El cuerpo, aunque no tenga sobre peso, necesita ejercicio para el optimo funcionamiento, para que los músculos no se atrofien y para mantener sano nuestro sistema cardio metabólico.

Para mantener tu peso no necesitarás hacer grandes cantidades de ejercicio diario, pero si sería bastante recomendable que hagas al menos 15 minutos de ejercicios en días intercalados, de esta forma tu cuerpo se mantiene activo y además, te podrás permitir más gustos si haces esto, ya que estarás gastando energía que necesitarás reponer en calorías. ¿no quieres comer ese chocolate sin engordar? ¡haz ejercicio!

- Puedes hacer la dieta cetogénica con reposos: si quieres hacer la dieta cetogénica pero no para bajar de peso sino para obtener todos los beneficios que ella tiene, puedes hacerlo sin ningún problema, siempre y cuando no entres en déficit calórico.

Ahora, si no quieres llevar una vida tan estricta en carbohidratos podrías hacer unos reposos de la cetosis cada dos o tres semanas, un par de días con una ingesta más alta de carbohidratos te permitirá tener ese impulso y esas satisfacciones que todos queremos de vez en cuando.

Recuerda que la dieta cetogénica no es sinónimo de bajar de peso, aunque es un método excelente para hacerlo, no todo el que la hace está en una constante pérdida de peso, ya que hay diferentes formas de llevarla y muchas maneras de manejar el equilibrio energético. Así que no te preocupes si crees que vas a perder 10 kilos que no necesitas perder.

Recomendaciones nutricionales para perder peso

- Entra en déficit calórico: el volumen de déficit calórico que necesitarás para perder peso dependerá mucho de lo que estés buscando y de tu situación de salud, por lo general si lo que necesitas es perder un par de kilos extra el déficit calórico puede ser de entre 300 a 500 calorías. Esto será suficiente para que tu cuerpo comience a perder esa grasa que sobra. Por otro lado, si lo que necesitas es perder 10 kilos o incluso más, este déficit debe ser mucho mayor, ya que tu cuerpo tiene demasiada energía acumulada.

Si este es tu caso, lo ideal es entrar en un déficit calórico no menor a 500 calorías y que no sobre pase las 800 calorías. Este rango aunque es bastante elevado sigue considerándose sano y totalmente manejable. Hay personas que entran en déficit calóricos mayores, de hasta 1000 calorías, sin embargo sino tienes una supervisión medica constante es mejor no arriesgar tu salud.

Recuerda que ninguna dieta adelgaza por sí sola, la dieta cetogénica crea un ambiente hormonal idóneo para la quema de grasas, pero si dejas de lado el déficit calórico, tu cuerpo continuará gastando la energía que consume y no recurrirá a la que ya está acumulada en el cuerpo. Es por eso que es tan importante este paso y es algo que jamás debes dejar de lado si quieres bajar de peso, sea poco o mucho.

- Haz ejercicio regular: El ejercicio no solo te ayudará a mantenerte sano, sino que, como ya hemos mencionado, te ayudará a liberar más cetonas y a activar más tu cuerpo para la quema de grasas. Cuando buscas perder poco peso es bueno hacer ejercicio regular, quizás con días de por medio o todos los días con poco impacto. Por el contrario cuando necesitas perder muchos kilos lo ideal es hacer ejercicio intenso todos los días, ya que esto activará de constante a tu cuerpo quemando grasas con mucha eficiencia día con día.

Lo ideal con los ejercicios es mezclar cardio metabólicos que activarán su metabolismo, y luego ejercicios de fuerza para que activen tu musculo y así este libere hormonas y cetonas para la quema de grasa. Recuerda que antes y después de cada ejercicio lo ideal es hacer estiramiento para evitar contracturas musculares que pueden llevar a sufrir fuertes dolores y problemas a mediano plazo. El ejercicio no tiene que ser tu enemigo, en lugar de huirle, busca aquellos con los que te sientas más cómodo, no puedes saber qué te gusta sino has probado de todo un poco. Hay personas que odian las pesas pero adoran trabajar con ligas, hay otros que odian correr pero les gusta la bicicleta. ¡busca tu ejercicio y comienza a amar esta parte tan importante de la perdida de peso!

Recuerda que, como no hay que ser sedentario, tampoco debemos sobre exigirle al cuerpo y sobre todo si no estamos con supervisión de un entrenador. Así que escucha bien a tu cuerpo y aprende a comprender cuando te dice basta.

- No te obsesiones con el peso y las medidas: hay un gran problema cuando estamos buscando perder peso y es la tendencia que tienen las personas a obsesionarse con el número que ven en la báscula o a las medidas que arroja su cintura. Algo muy peligroso del mundo de las dietas y de todas las restricciones, el ejercicio y demás, es que para algunos más que tranquilidad aporta preocupaciones, ansiedad, estrés y obsesión.

Debemos aprender a identificar este tipo de comportamientos dañinos y acudir a ayuda profesional si sentimos que nuestra vida está girando en torno a unos cuantos números. Alguna de las características más notables pueden ser: pesarse diariamente o medirse todos los días de forma meticulosa. Ponerse extremadamente nervioso o deprimido si el número no arroja los resultados esperados. Pensar diariamente en cuanto debió adelgazar ese día o cuántas medidas debe haber perdido. Volverse demasiado meticuloso con los alimentos ingeridos y con el ejercicio realizado.

Si consideras que este estilo de vida te ha generado algún tipo de obsesión o ansiedad acude inmediatamente a ayuda psicológica y aborda el problema de raíz, estos comportamientos pueden acarrear problemas mayores como trastornos alimenticios.

- Mantenerte positivo: aunque muchas veces cuando no llegamos a nuestra meta mensual es inevitable bajar un poco el ánimo, es crucial siempre pensar en positivo y estar conscientes de que si queremos y nos enfocamos, y vamos por el camino correcto en algún momento llegaremos a la meta. No te desanimes si ves que a tu alrededor hay personas logrando las cosas más rápido que tu o de una forma más eficiente. Recuerda que cada cuerpo es sumamente diferente y que no obtendrás jamás los mismos resultados incluso si haces exactamente lo mismo.

No dejar que una mala recha termine con tus ánimos, es importante agarrar esos momentos de bajón y usarlos como energía para hacerlo aún mejor y seguir adelante, recuerda que este es, principalmente, un proceso de paciencia y mucha fuerza emocional y mental. Está bien sentirse decaído, pero no está dejarse arrastrar por esas emociones y echar por la borda todo el progreso que llevas, porque recuerda que incluso si apenas empiezas, el simple hecho de haberte decidido a cambiar tu vida y a es un gran esfuerzo y un paso enorme que no puedes darte el lujo de perder. ¡Sigue adelante con fuerza!

- Rodéate de personas que tengan el mismo proceso: un gran problema de las personas que buscan cambiar su estilo de vida alimenticio o que quieren perder peso puede ser su entorno. Seamos sinceros, cuando estamos comenzando la dieta el lunes y vemos que nuestra familia va a cenar una pizza es difícil aguantar las ganas.

Aquí radica la importancia de rodearse de personas que estén pasando por el mismo proceso que tú, aunque no vivas con ellos, pueden servirte de apoyo en esos momentos de debilidad. Ahora con la tecnología puedes estar cerca de cualquier persona en cualquier parte del mundo, no tienes que estar al lado de alguien para sentir su apoyo y buena energía.

Puedes buscar apoyo en grupos online, en redes sociales y en diversidad de medios, rodéate de buenas energías y de ideas, de ánimos y de personas que están dispuestas a darlo todo para cambiar su vida como tu quieres cambiar la tuya. Aunque no lo creas, esto aporta mucha lucidez mental y te ayuda a mantenerte enfocado en tu objetivo.

El reto del huevo

Muchas personas que tienen un tiempo haciendo la dieta cetogénica han puesto de moda el llamado ayuno del huevo o dieta del huevo. Esta dieta fue creada en 2018 y nació en un libro sobre dietas para perder peso rápido.

Los alimentos que están permitidos: huevo por supuesto, en todas sus presentaciones; vegetales libres de almidón, es decir los que crecen por encima de la tierra; frutas como los frutos rojos, los más bajos en carbohidratos; y carnes magras como pescado, pollo y cerdo; pequeñas cantidades de mantequilla, mayonesa y aceite de oliva; para beber se permite agua, refrescos sin azúcar, té y café.

Como podemos ver la dieta del huevo no es tan alarmante como parece, lo primero que nos tiene a la mente con este nombre es que se comerán puros huevos durante varios días, pero la realidad está bastante alejada de eso. Por lo general la lista de alimentos que se pueden consumir son muy similares, por no decir casi todos, son los mismo que los de la dieta cetogénica común, entonces ¿cuál es la diferencia?

Esta dieta garantiza perder hasta 11 kilogramos en dos semanas, aunque esto no tiene que ser una verdad para todos. Es importante que nosotros seamos críticos y realistas, y que por más que se nos prometa una evolución de este tipo en tan poco tiempo, hay factores individuales que demarcan el éxito o el fracaso de esa promesa: edad, patologías, actividad física, etc. Ojo con esto, no dejemos que las personas se aprovechen de nosotros con estos enunciados sensacionalistas.

Los huevos son la principal fuente de energía de esta dieta, es un alimento saludable y bastante completo, ya no existe ese miedo a los huevos de hace algunos años, cuando se contaba la cantidad de huevo diario que se podía consumir por miedo a la subida del colesterol malo. Eso quedó en el pasado, por lo que no te tienes que preocupar, se ha demostrado que esta idea es totalmente errónea. Esta dieta puede llegar a ser muy positiva si se mantiene equilibrada insertando los alimentos mencionados anteriormente.

Este tipo de ayuno o dieta sirve mejor a aquellas personas que tienen un estancamiento en la pérdida de peso, se hace para que el metabolismo se incremente y se hackee por así decirlo. Hay muchas formas de sobrellevar este tipo de dieta, hay personas que se dedican a comer únicamente huevo y queso, otros que insertan todas las comidas mencionadas anteriormente, siempre siendo el huevo el más consumido.

Trucos para entrar en cetosis

Si eres de esos que lleva varios intentos dentro de la dieta cetogénica pero aún no logra entrar en cetosis, quizás estos trucos o tips te sirvan para hacerlo de forma más rápida y segura.

1. Come menos de 20 gramos de carbohidrato al día, esta es la cantidad que normalmente se recomienda dentro de la dieta cetogénica, pero si la reducimos un poco más por al menos 32 horas es posible que entres en cetosis más rápido.
2. Reduce los carbohidratos solo a las hojas verdes: lechuga, espinaca, acelga, canónigos.

3. Haz un ayuno intermitente para que te apoye en el proceso de cetosis. Al menos 16 horas de ayuno los primeros dos días.

4. Cuando vayas a hacer tu primera comida luego del ayuno intermitente no consumas carbohidratos, ya que el cuerpo estará esperando la forma más fácil de darte energía y si le aportas cualquier cantidad de carbohidratos en ese momento, eso es lo que usará. Consume grasas y proteínas en esta primera comida.

5. Haz que tu cuerpo consuma con mayor rapidez la glucosa acumulada ¿cómo? Haciendo ejercicio físico más riguroso durante al menos dos días, si eres sedentario, deberás comenzar con ejercicios de mediana exigencia, si por otro lado eres una persona medianamente activa, prueba con ejercicio de impacto más fuerte.

Conclusión Dieta Cetogénica

Cosas que nadie te ha dicho

1. Vas a tener altos niveles de energía, esto se debe a la regulación del azúcar que tendrás gracias a esta dieta.
2. Más lucidez mental, la cetosis tiene beneficios en diversas partes del cuerpo, uno de ellos es el cerebro.
3. La regulación del sistema digestivo. Al dejar de comer comida con tanto volumen como los carbohidratos posiblemente tu cuerpo dejes de expulsar tantos desechos. Hay personas que les puede ocurrir todo lo contrario, un cambio del químico en el cuerpo te puede ocasionar una sensación de estar yendo más seguido al baño.
4. No todas las semanas vas a perder peso, y esto es normal. Normalmente se baja mucho de peso las primeras semanas, pero luego de estas es normal que haya pequeños estancamientos o disminución del adelgazamiento. Esto es normal y no quiere decir que no esté funcionando, simplemente el cuerpo funciona de formas diferentes. De todas formas no debes medir la funcionalidad total de una dieta basándote en un número en la balanza.
5. Dejarás de sentir hambre excesiva y antojos alocados. Normalmente los carbohidratos nos crean esta dependencia química a ellos, por lo que de pronto tenemos mucha hambre o demasiados antojos. Con la dieta cetogénica este tipo de situaciones cambiará drásticamente con el tiempo. Aprenderás a comprender lo que es el hambre física y lo que es el

hambre psicológica, algo que la mayoría de las personas no logra diferenciar.

6. Vas a comenzar a ver la cantidad de carbohidratos en alimentos procesados como una locura, lo que antes no te parecía tan malo, posiblemente ahora veas como algo excesivo. Las barras de granola normalmente es algo que consideramos saludables, pero ¿cuántos carbohidratos tiene? Seguro te darás cuenta que para la cantidad de porción ciertas cosas con excesivas: como la cantidad de azúcar y la cantidad de químicos innecesarios.

7. Puede haber comidas que te dejen de gustar. Posiblemente el dulce sea algo que ya no te fascine mucho, ya que tu cuerpo no estará acostumbrado a comer cosas tan dulces y llenas de carbohidratos. Es posible que luego de estar un tiempo en esta dieta ciertas comidas te causen cierto recelo. Ocurre lo mismo en el sentido contrario: te comienza a gustar y a dar antojos de otro tipo de comidas.

8. Aprenderás a consumir vegetales y a que te gusten. Estos alimentos son necesarios en todas las dietas, y en la cetogénica son totalmente necesarios y además es posible prepararlos de una forma que podrás hacer que parezcan otra cosa: croquetas, puré, tostados. Hay tantas variedades de receta con vegetales que comenzarás a amarlos y dejar de lado ese odio desmesurado al brócoli.

Recuerda que este texto no puede determinar tu salud, debes decidir por ti mismo y con el apoyo de un profesional cuáles son tus padecimientos. Siempre en necesario acudir a consultas médicas cuando sospechamos de tener algún problema que vaya más allá de un sobre peso común.

Para cerrar estas páginas hacemos un llamado a la conciencia del cuerpo, aprender a escuchar al cuerpo y a comprenderlo es lo más importante y el paso más grande que daremos a lo largo de nuestra vida. Cuando no sabemos identificar las señales que este nos manda terminamos por cometer grandes errores que no solo nos traen problemas estéticos sino que terminan perjudicándonos innecesariamente la salud.

Introducción Ayuno Intermitente

Pensamos en la comida diariamente, es algo que tenemos presente en la mañana, en la tarde y durante la noche. Sin duda alguna la comida es aquello que nos acompaña en nuestra vida como ninguna otra cosa: el amor, la familia y las amistades no se comparan a la comida cuando hablamos del tiempo, esfuerzo y dedicación que le ponemos. Nos levantamos pensando en qué vamos a desayunar y así comienzan las rutinas de los días, englobadas en torno a la comida.

Nosotros como sociedad nos hemos encargado de organizar nuestra vida alrededor de ciertos horarios, horarios que son determinados por las "horas de la comida". Se entra a trabajar temprano en las mañanas, luego de desayunar (claro, para aquello que se levantan temprano). Luego durante el día de trabajo tenemos un descanso que es casi exclusivo para almorzar, y finalmente se sale del trabajo antes de la noche, un par de horas quedan para cenar y descansar la comida para dormir.

Comemos tres veces por día, por lo general, aunque si es verdad que muchas personas comen más que eso: meriendas y picadillos terminan sumando cinco o más comidas a nuestro organismo sin darnos cuenta. Seguramente consideras que has comido tres veces pero no cuentas aquella galleta que te comiste entre tiempo o aquella fruta que mordisqueaste antes de salir de casa.

Pero esta forma tradicional de comer ha comenzado a dejar de ser la versión más cómoda y fácil de sobrellevar. Nuestros tiempos comienzan a cambiar al igual que nuestros ritmos de vida, pero la comida la seguimos viendo igual: tres veces por día dividida a lo largo de todas las horas. Hay personas que se han dado cuenta rápidamente que esta forma de comprender la alimentación no está funcionando, no se adapta a la nueva Hera y satura al cuerpo.

Hoy en día el tiempo pasa más rápido que nunca, todo es automático, todo debe ser al instante, más fácil, más portable. Nuestra vida es mucho más agitada, hacemos docenas de cosas al día en diferentes lugares y el cuerpo está sometido a más estrés y a más entorno externo que años atrás. La tecnología cambió a la humanidad y hay cosas tradicionales que deben cambiar también.

El ayuno intermitente es una de las tantas otras formas que existen hoy en día para comprender y vivir la alimentación, al igual que existe el ayuno consciente y su búsqueda de la mejora mental y física a través del desprendimiento emocional y el autocuidado. Hay muchas formas entremezcladas de hacer las cosas y de comprender el rol de la comida y de estos horarios restrictivos.

Cuántas veces no escuchaste decir: ¿te has saltado el desayuno? Pero si es la comida más importante del día. Pero posteriormente los desayunos se basan en biscochos, harinas y azúcares que poco aportan a una buena alimentación. O quienes se van sin cenar, posiblemente hayan sido discutidos sobre acostarse con hambre y hacer sufrir al cuerpo durante la noche, pero luego la cena se convierte en un plato extremadamente pesado que requiere muchas horas de digestión.

Pero la forma de comer tradicional no solo nos lleva al punto de no querer comer una comida cierto día, es que cuando se busca mejorar la forma de comer surgen cientos de miles de dietas en internet... de pronto nos encontramos con algo mucho peor y que nos asusta aún más: cinco o seis comidas al día regadas a lo largo de las horas. Entonces te preguntas ¿cómo seré capaz de comer tantas veces si apenas logro hacerlo tres? La respuesta es simple: no podrás.

Cuando buscamos adelgazar hay demasiados impedimentos alrededor nuestro que nos hacen dar un paso atrás en la decisión. Las personas comienzan dietas de todo tipo y las dejan en menos de tres días, incluso hay muchas personas que no logran pasar del primero. Te preguntarás entonces ¿por qué pasa esto? o ¿por qué me pasa esto?

Durante muchísimos años de historia se ha creído que adelgazar tiene que ser estrictamente por el camino de los cambios de hábitos alimenticios radicales. Las personas llegan a especialistas o a páginas de internet desesperadas y siempre se encuentran con la misma respuesta: frutas, verduras, pollo y atún. Cinco veces al día en pocas cantidades, ejercicio cuatro veces por semana y en un año verás resultados y tú gritas: ¿QUÉ?

Ya no basta con que quieran solucionarte la vida quitándote los alimentos sino que además quieren que comas más veces al día con menos ganas que antes. A estas alturas de la historia, ya todos sabemos qué no debemos comer para adelgazar, no es un misterio: dejar el azúcar, los excesos de harina, las frituras, las gaseosas... sí, ya sabemos, pero eso no le funciona a una inmensa cantidad de gente ¿y ahora qué hacemos? Buscar otros caminos.

El ayuno intermitente entre muchas otras cosas que ya veremos, facilita la utilización de grasas que ya están dentro de nuestro cuerpo, es decir, adelgazamos simplemente cambiando nuestros horarios de comida. Esto no quiere decir que no deberás hacer cambios en tu alimentación ¡pero tranquilo! No te mandaremos a comer pechuga de pollo y brócoli todos los días, al final del texto encontrarás un plan alimenticio con buenas ideas creativas y deliciosas.

Es importante comprender que el ayuno intermitente no es una dieta, y esa es la clave del éxito que ha tenido. El ayuno intermitente no te dice qué comer ni cuánto comer, ni siquiera cuándo comerlo, todas esas decisiones las tomas tu bajo un concepto muy sencillo: horas de ayuno y horas de ingesta calórica. Pero de esto hablaremos más a profundidad en el primer capítulo.

Piénsalo, cuando estamos comenzando por el arduo camino de bajar de peso, lo que más nos cuesta es conocer nuestra comida, sentir que la queremos consumir o sentirnos a gusto con las horas y con lo que le damos al estómago. A una persona que no le gusta comer frutas de pronto la ponen a merendar a media mañana una manzana o una pera, a otra persona que no le gusta el pescado de pronto la mandan a comer atún cuatro veces por semana. Si bien es cierto que esto no ocurre con planes alimenticios personalizados, seamos sinceros: pocos llegamos hasta ese punto.

Con el ayuno intermitente podrás seguir algunos principios básicos en cuanto a la restricción y consumo de alimentos: claro está deberás dejar de lado el exceso de galletas y gaseosas, pero la mayoría de las decisiones las tomarás tú mientras tu cuerpo por sí solo estará trabajando las cetonas. ¿Las qué? De eso hablaremos luego.

Siempre alentamos a las personas a tomar sus propias decisiones, y hacer el ayuno intermitente debe ser una decisión que se tome con fundamentos y con claridad. Es por eso que este libro servirá tanto para aquellos principiantes que buscan una salvación, como a aquellos que ya se han iniciado en este mundo pero buscan más información verídica y organizada.

Cuando buscamos adelgazar o cambiar nuestra forma de alimentarnos siempre hay alguna razón, venimos de un pasado que nos ha marcado de cierta forma y que nos crea incomodidades e inconformidades en torno a algo tan presente como la comida. Muchas personas acuden al ayuno intermitente por problemas de salud, por facilidad, por curiosidad o por entrenamiento. Es importante que cada uno sepa el motivo que lo ha llevado a estar leyendo estas líneas y las razones que lo mueven para hacer este gran cambio y dar un paso hacia otra forma de comprender la alimentación.

Usualmente hay personas que, por simple curiosidad ociosa llegan a hacer dietas o a cambiar su estilo de alimentación y cometen cientos de errores que ponen en peligro su vida tanto a nivel físico como mental. Un buen ejemplo de esto es la transición que hacen muchos hacia el veganismo, las personas tienen la idea de poder convertir al cuerpo de un instante para otro en otra cosa, y esto para nada es así. Al igual que nuestra mente, nuestro cuerpo tiene un periodo de adaptación que debemos cuidar y comprender.

El ayuno intermitente no es malo, al igual que no lo es el veganismo, pero aplicado de una forma errónea puede traer problemas que luego deberás solucionar. Es por esto que es tan importante estar informado de fuentes confiables y con diferentes perspectivas.

Una vez eres capaz de identificar de dónde nace tu necesidad será más fácil para ti lograr lidiar con este proceso de adaptación, conociéndote sabrás tus limites y tus expectativas.

Hay personas que llegan al mundo del ayuno intermitente creyendo que en cinco días habrán adelgazado tres kilos y podrán volver a su vida cotidiana: grave error.

Ante todo hay que ser realistas, el ayuno intermitente si bien tiene infinidad de beneficios a mediano y largo plazo, no te hará adelgazar en tres días lo que normalmente se adelgaza en tres semanas. El ayuno no es una dieta, y no vas a adelgazar indefinidamente si lo llevas a cabo en tu vida cotidiana a lo largo del tiempo: es aquí cuando entra el factor calórico en juego.

El ayuno intermitente por sí solo tiene beneficios y ayuda a que el cuerpo esté en condiciones óptimas para quemar grasas, pero, si tu consumo calórico sigue superando la medida correcta, no podrás adelgazar y por el contrario continuarás engordando, aunque posiblemente de forma más lenta y gradual. Pero, ¿y si combinamos el ayuno con una alimentación un poco más balanceada? Deja de pedir esas pizzas todas las noches o elimina de tu menú las bebidas azúcares, da pasos cortos pero seguros y ten la certeza que los resultados se verán.

¿Hay formas de acelerar el adelgazamiento? Por supuesto, combinando el ayuno con comida saludable o incluso con una dieta cetogénica, y con algún tipo de ejercicio regular. Pero de este tipo de cosas hablaremos más adelante en detenimiento, hay muchas opciones y muchos caminos que tomar.

Es muy importante tomar las decisiones conociendo el motivo que tenemos para hacerlo, conociendo nuestras limitantes y aquello que no queremos o no podemos cambiar, sacrificar o eliminar de nuestra vida. A lo largo de este libro verás muchos conceptos, muchas ideas, muchos datos interesantes que se han buscado exclusivamente para que este libro no sea uno más y ya. La idea de este texto es proporcionar las herramientas y alentar a la toma de decisiones y la autoconciencia.

Como todo cambio durante la vida, puede verse muy complicado al comienzo, hay personas que les lleva un tiempo adaptarse y a otras que les funciona desde el primer día, recuerda que cada cuerpo es un mundo y la realidad de una persona no se puede comparar a tu realidad en ningún sentido. Aunque indudablemente los testimonios nos llenan de confianza y nos entusiasman, no podemos dejarnos llevar por la emoción y creer que porque aquella persona tuvo cierto tipo de resultados en cierto tiempo a ti te pasará de la misma forma.

Hay que ser pacientes pero sobre todas las cosas constantes y disciplinados dentro de nuestras mismas reglas del juego. Con el ayuno intermitente nosotros somos los que nos definimos y por eso es aún más importante adherirnos a esos planteamientos. Quizás sientas la facilidad de poder saltearte días u horarios ya que es tu decisión, y aunque puedes hacerlo perfectamente, hazlo consciente de las consecuencias que eso conlleva y recuerda que la falta de disciplina traerá consigo resultados a medias.

El ayuno intermitente existe para facilitar las cosas, para cambiar cuerpos, mentes y vidas y también es importante saber que este cambio no viene solo con leer un par de cosas y ponerse unas metas vagas. ¡la mente tiene el poder de cambiar el cuerpo! Solo debes descubrir cómo lo harás tú.

¿De qué trata el ayuno intermitente?

Cuando las personas escuchan la palabra ayuno enseguida se asustan ¿cuántos días tengo que estar sin comer? Es una duda y un miedo que todos sienten y no es más que el resultado de la desinformación. Pero por otro lado están las personas que conocen un poco del tema, saben que es una restricción de alimentos por algunas horas... bien, estas personas suelen percibir al ayuno intermitente como una dieta de salida rápida, ¡un mes y ya bajaré 10 kilos! No, no hay nada más alejado de la realidad que esto y es que el ayuno intermitente no es una dieta y tampoco es pasar hambre por dos días.

Comencemos preguntándonos ¿qué consideramos nosotros una dieta? Y luego, ¿cuál vendría a ser el concepto correcto de dieta? Seguramente este par de preguntas no han estado en tu mente.

Vamos a responder la primera pregunta, cuando la mayoría de la gente piensa en dieta se imagina un régimen para bajar de peso. Aunque sea por instante, eso es lo primero que se viene a la mente, también frutas y vegetales. ¿correcto?

La idea general de dieta se suele asociar a aspectos negativo emocionales y sociales, digámoslo así. Cuando estamos en una reunión de amigos y alguien dice que no puede beber cerveza porque está en dieta enseguida la gente empieza a mirar el cuerpo de la persona ¿está gordo o no? Eso es lo que quieren verificar, al menos que esto sea muy evidente. Los gestos de las personas suelen ser de aburrimiento "ahora no beberá", "qué aburrida/o"

Cuando nos encontramos en un régimen dietético las personas a nuestro alrededor tienden a sabotear el proceso de diferentes formas, y es que la dieta se ve como algo restrictivo y algo que ocurrirá durante cierto periodo de tiempo. La dieta parece ser una opción para resolver un problema que tiene una fecha de caducidad. "no estarás en dieta toda la vida", "la retomas mañana". ¿Cuántas veces no se escuchan estas frases?

Debemos comenzar a pensar en qué significa una dieta para nosotros y en nuestro entorno. La dieta siempre se considera algo tortuoso, una forma de auto restricción, ingesta de alimentos poco agradables, esfuerzo y lágrimas. Emocionalmente considerar estar en un régimen de dieta nos causa fatiga, estrés, cansancio, ansiedad. El pensar que no puedes comer aquella galleta solo hace que la desees aun más, la presión externa por romper la dieta o por seguirla al pie de la letra. El malestar corporal por el cambio de alimentación y el déficit calórico. Todo esto crea una gran suma de conflictos emocionales que terminan por estallar muchas veces en atracones y en dejar la dieta para un mejor momento.

¿El problema es la dieta o la forma en la que la percibimos? La dieta es simplemente comida seleccionada de cierta forma. Es eso y nada más. La dieta no te está obligando a nada y tampoco te presiona para continuarla o bajar de peso, todas aquellas emociones negativas y sensaciones las causas tú o tu entorno más no la dieta propiamente. Entonces ¿qué es una dieta en realidad? Esta es la segunda pregunta que tenemos que responder.

La dieta debe verse desligada de todo aquel contexto social, psicológico y emocional que la rodea, como ya hemos dicho anteriormente la dieta no es más que el conjunto de comidas que ingieres durante el día o a lo largo de los días. ¿una dieta siempre es sana? No, por supuesto que no.

Si una persona ingiere una hamburguesa de comida rápida todos los días por una semana, podríamos decir que esa persona llevo una dieta poco saludable durante cierto periodo de tiempo. Ya que la dieta no implica nada más que los alimentos. ¿la dieta es bajar de peso? No ¿la dieta es saludable? No necesariamente.

La importancia de desligarnos de esta palabra no radica solo en el valor teórico sino en la praxis de nuestro día a día. Cuando queremos bajar de peso y nos proponemos seguir ciertos parámetros, al momento de decir dieta, nos estamos imponiendo todo el significado emocional y social que aquella palabra implica. Para mejorar nuestra relación con la comida y el peso, lo ideal es comenzar por tener claro que esto puede ser un proceso menos tortuoso.

La dieta tiene un significado más general, ya sabemos, lo que nosotros buscamos no es hacer "dieta", es más bien cambiar nuestros hábitos alimenticios, a veces por periodos largos de tiempo, otras veces corto y a veces, o lo que sería ideal, es hacerlo de por vida.

Todos tenemos una dieta, bien sea basada en comida chatarra o en vegetales y legumbres. Lo que queremos es cumplir con ciertas cosas dentro de la alimentación que además nos ayuden a adelgazar y a estar sanos: bajar el consumo de azúcar, mejorar el consumo de proteínas, moderar los carbohidratos y bajar el consumo calórico diario.

Sí, suena fácil pero para nada lo es, muchas personas necesitan ayuda extra cuando de bajar de peso se trata, las dietas tradicionales con buena alimentación y ejercicio a veces no resultan suficientes para ciertas personas, quizás aquellos que tienen un estilo de vida saludable estable, llega un momento en el que perder grasas es más difícil, o las personas con metabolismo muy lento o los obesos... hay infinidad de factores que pueden frenar tu pérdida de peso, aunque no hablaremos de ello, podemos decir que hay una solución que se acopla muy bien: el ayuno intermitente.

Este tipo de forma de comer tiene un principio bastante simple: dividir en dos tu día, una fracción del día durante la que consumirás alimento y otro fragmento durante el cual no consumirás alimentos.

Claro, nada es tan sencillo, hay ciertos lineamientos que debemos seguir para lograr un buen resultado, el ayuno intermitente podríamos decir que tiene cuatro etapas o estaciones, tú puedes escoger con la que te sientas más cómodo.

Es importante, antes de hablar de las estaciones, decir que las horas de ayuno durante el día, es decir, las horas donde no vamos a ingerir alimentos, son totalmente adaptables a tu estilo de vida, por ejemplo: si eres una persona que trabaja de noche y por ende, sus comidas son nocturnas, esto funcionaria perfectamente para ti puesto que tu colocas tu horario de alimentos. Ocurre también para aquellas personas a las que no les gusta desayunar o cenar, fácilmente podrían adaptar su horario para que su ayuno comience o termine en determinada hora.

Recuerda que las horas del día en las cuales estamos dormido son cruciales para este ayuno, por ejemplo, si estamos dormidos durante ocho horas, quiere decir que ya en ese día has hecho ocho horas de ayuno por lo que te restarían muchas menos horas para comer. Lo bueno del ayuno intermitente radica en esto, durmiendo continuas con el régimen y te lo facilitas.

1. El ayuno de 14 horas /10 horas de ingesta: este suele ser el ayuno que los principiantes hacen al comienzo. 14 horas de ayuno suena bastante cuando lo vemos de forma sencilla, pero realmente no es tan difícil y el cuerpo es capaz de adaptarse a este horario de forma rápida. Si la ultima vez que comes es a las ocho de la noche, la próxima hora a la que podrías desayunar es a las 10 de la mañana. Como verás solo vendría siendo un pequeño retraso en la hora de desayuno normal que suele ser a las ocho o nueve de la mañana.

2. El ayuno de 16 horas / 8 horas de ingesta. Este es uno de los más recomendados ya que tiene un perfecto equilibrio y las personas no se ven tan sometidas a la fatiga del hambre como en las estaciones siguientes.

3. Ayuno de 18 horas / 6 horas de ingesta. Este es un ayuno un poco más estricto, con solo 6 horas de ingesta de alimentos al día, la mayoría de las personas no se siente cómoda con este régimen ya que suele tener una mayor exigencia en cuanto al aguante de hambre o ansiedad, sin duda no está recomendado para todos y es importante primero optar por uno de los anteriores antes que comenzar directamente con este.

4. Ayuno de 20 horas /4 horas de ingesta. Por último tenemos al más estricto de todos, con una ventana de

ingesta bastante reducida durante la cual es complicado comer más de una comida grande. Las personas que suelen llevar esta estación son aquellas que tienen mucho tiempo llevando el ayuno intermitente, pocos llegan hasta este nivel puesto que implica un consumo bastante reducido de alimentos y suele conllevar muchísima fatiga de no estar acostumbrado o apto. Para realizar este es sumamente importante que hayas pasado por la estación anterior. Hacer un avance progresivo en la reducción de horas de ingesta es importante para no crear un shock en tu organismo.

Ya sabemos lo que es el ayuno intermitente, pero posiblemente te estés preguntando ¿y eso qué tiene de bueno? ¿qué importa cuántas horas esté sin comer? ¿por qué eso me ayudará a adelgazar? Ahora hablaremos de eso.

Efectos del ayuno intermitente en el cuerpo

Una de las primeras cosas que ocurre dentro de nuestro organismo cuando comenzamos el ayuno intermitente es percibir un corte de energía, es decir, una pausa en la ingesta de alimentos constante a la cual él está acostumbrado. Usualmente en una forma de alimentarnos regular comemos entre tres hasta cinco veces al dia, en grandes o pequeñas cantidades. El cuerpo de cierta forma se acostumbra a que cierta cantidad de calorías le sean proporcionadas a lo largo de las horas, por lo cual nuestro cuerpo está constantemente recibiendo y procesando energía, aunque mucha de ella no termina de ser usada y se acumula como grasa.

Cuando hacemos este corte de energía, el cuerpo entra en homeostasis, es decir, comienza a buscar la forma de regular al organismo para que este funcione de forma óptima ¿y cómo la hace? Acudiendo a la energía acumulada dentro de nosotros, aquella que ha venido guardando desde hace meses.

Recordemos un momento que, el cuerpo siempre busca la forma más fácil de darnos energía, eso quiere decir que, mientras más comamos el cuerpo menos se verá en la necesidad de usar energía guardada y por el contrario acumulará más y por ende aumentaremos de peso.

Aquí es cuando comenzamos a verle la lógica y los beneficios al ayuno intermitente, nos da aquella ventaja y nos ayuda a engañar a nuestro cuerpo para que utilice la grasa acumulada como energía y comience a perder peso casi por si solo. Pero ojo, CASI, es una palabra importante. Recordemos que el ayuno por si solo no hará que bajes 20 kilos, pero de esto hablaremos más adelante.

¿Por qué el ayuno se divide en estaciones? Quizás estarás pensando que mientras más tiempo pases sin comer más grasa utilizará tu cuerpo, si bien esto es cierto no es algo tan simple como eso.

Cuando pausamos la ingesta de alimentos el cuerpo tarda cierto periodo de tiempo en comenzar a usar la grasa como energía, recuerda que apenas comes el alimento no termina allí. Aunque nosotros ya lo hayamos visto desaparecer en nuestra boca, la comida tiene un largo proceso en nuestro organismo y a lo largo de las horas el cuerpo continúa utilizándolo como energía.

Es por esto que las horas de ayuno y medirlas bien es un factor importante para el éxito de este método. El cuerpo tarda entre diez y doce horas luego de la ultima ingesta en comenzar a usar las grasas acumuladas como energía para mantener en funcionamiento al organismo. Lo que quiere decir que si comemos apenas se cumplan estas doce horas, realmente no estaríamos haciendo nada, ya que cuando el cuerpo apenas vaya a empezar su proceso, ya le habremos dado energía nueva para consumir.

Es esta la razón por la cual se recomienda un mínimo de catorce horas de ayuno, puesto que el cuerpo estará durante dos horas utilizando su grasa acumulada como energía, conforme puedas ir avanzando en el ayuno intermitente este rango de horas será más largo y por ende habrá una perdida de peso más rápida. Ahora hablaremos un poco más a profundidad sobre qué pasa realmente durante este proceso de uso de energía acumulada.

El secreto del ayuno: La cetosis

En el cuerpo nada es tan simple, y es importante saber qué ocurre dentro de él realmente cuando estamos haciendo este tipo de cambios en nuestra vida. Ya sabemos que quemamos grasa si pasamos cierta cantidad de horas sin comer, pero, ¿por qué ocurre esto? gracias a la cetosis.

La cetosis es un estado metabólico nutricional que consta en usar la grasa acumulada y la grasa que consumimos en los alimentos como energía para darle funcionamiento a nuestro organismo. La grasa es un nutriente que da 200% más energía que los carbohidratos, así que uno de los efectos que tiene este ayuno, además de quemar grasa, te ayudará con tu sensación de energía y tu estado de ánimo. El cuerpo funcionará de forma más optima cuando entra en cetosis, y a través del ayuno intermitente esto es totalmente posible, teniendo todos los beneficios de la cetosis con tan solo reorganizar los horarios de nuestra ingesta de alimento.

Claro, que nuestro cuerpo naturalmente no estará en cetosis, puesto que al momento de ingerir alimento o más específicamente, carbohidratos, nuestro estado metabólico volverá a utilizar este como fuente de energía.

Es por esta razón que muchas personas optan por mezclar el ayuno intermitente con "La dieta" cetogénica, que se basa en el consumo de grasas como fuente principal de energía, dejando a los carbohidratos solo con un 20 a 50 gramos de consumo diario, lo cual no es suficiente para que el cuerpo lo use como combustible.

¿Cómo ocurre la cetosis en el cuerpo?

Cuando le quitamos la fuente de energía a nuestro cuerpo el irá a buscar esta energía faltante al hígado y a los músculos, donde se almacena el glucógeno, al usarlo por completo el cuerpo acude a la grasa acumulada y la trasporta hasta el hígado, donde la convierte en cuerpos cetónicos, que serán los que le darán energía a nuestro cuerpo.

Como podrás ver esto es un proceso complejo que conlleva cambios en el cuerpo, es por eso que no podemos pretender tener una cetosis en tan solo unas cuantas horas, ya que el cuerpo es perfectamente capaz de aguantar varias horas si ingesta y aun así tener energía para funcionar antes de acudir a la grasa, que es la última fuente de energía a la que se acude.

Si queremos mejores resultados podríamos llevar una alimentación baja en carbohidratos o, si es posible, una alimentación cetogénica. De esta forma vamos a potenciar los beneficios de ambos métodos y tendremos una perdida de peso más rápida y segura, ya que estaremos consientes de estar perdiendo grasa y no musculo, como ocurre en muchos casos.

Es importante que antes de tomar cualquier decisión te informes a profundidad sobre el tema, en este libro te hablaremos tanto de lo bueno como de lo malo del ayuno intermitente, ten en cuenta que no todo es perfecto y si crees que esto pueda traerte cualquier tipo de problemas es mejor siempre consultar a un médico de confianza antes de cambiar nuestros hábitos repentinamente.

Protocolos del ayuno intermitente

Ya hemos hablado un poco de lo que llamamos estaciones, que son aquellas horas en las que dividimos nuestra ingesta de comida y nuestra restricción. Ahora ahondaremos un poco más en este tema y además vamos a mencionar algunos otros protocolos interesantes de conocer.

1. 16/8 (TRF): ocho horas de ingesta, pero recuerda que no son horas corridas, sino más bien que puedes comer a lo largo de esas horas, algunos podrán comer solo dos y algunos podrán comer tres, esto depende de la persona y la actividad física que haga. Este es el horario más recomendado y al que suelen acudir la mayoría de las personas. Este es el protocolo más fácil de seguir de los que hablaremos en este capítulo.

2. 20/4 (TRF): cuatro horas de ingesta únicamente, este como ya dijimos, es más recomendado para personas que ya hayan hecho el ayuno. En cuatro horas seguramente no puedas ingerir más de dos comidas, ya que si ingieres más, vas a sobre exigirle a tu sistema digestivo lo que te traería problemas de digestión y ralentización de la quema de grasa.

3. OMAD: una comida al día, es decir, básicamente una hora de alimentación al día y veintitrés horas de ayuno. Este no es para todo el mundo sin lugar a dudas, aunque hay muchas personas que lo llevan a cabo y lo toleran muy bien, lo regular es que no suele servir para la mayoría.

4. ADF: ayuno a días alternos, es otro protocolo muy avanzado que no es para todos, ya que no es fácil de seguir. Es básicamente comer durante un día sin restricciones horarias y hasta quedar saciado a lo largo el día, y otro en el cual lleves un ayuno total en calorías, o solo un 20% de las calorías que debes ingerir en tu alimentación regular. Este genera grandes perdidas de peso, sin embargo necesita ser

llevado por un profesional ya que puede atraer grandes problemas.

5. 5:2: es similar al anterior, pero considerando que cinco días a la semana serán de ayuno completo o del 20% y los otros dos días comerán sin restricciones. Sin lugar a dudas este no es un protocolo muy recomendado y menos si estás haciendo este cambio desde cero y sin supervisión.

El ayuno intermitente y sus ventajas

1. Reduce la inflamación, esto se debe a que reducimos nuestra ingesta de alimentos, no solo por cambiar los horarios, sino que al hacer eso, automáticamente comemos menos. No podemos ingerir la misma cantidad de comida en 8 horas que en 12 horas. Haciendo esto encontramos que el cuerpo y el sistema digestivo está mucho más relajado. Tiene menos labor que cumplir y por ende el cuerpo no se sobre estresa haciendo digestiones pesadas cada dos o tres horas. Hay más secreción de hormona saciante, lo que ayuda a la reducción de ingesta alimenticia en exceso.

2. Hay menor daño oxidativo en el sistema nervioso central.

3. Cambio en las células y las hormonas. La hormona de crecimiento aumenta unas cinco veces más, ayudando a eliminar la grasa acumulada y a construir fibra muscular. La insulina disminuye al estar en ayuno, que a su vez nos beneficia para la pérdida de grasa por el control del azúcar en sangre.

4. Disminuye la frecuencia cardiaca en reposo, lo que ayuda al sistema cardiovascular a largo plazo, también aumenta la variabilidad de la frecuencia cardiaca.

5. Disminuye los triglicéridos.
6. El musculo capta los nutrientes de forma más eficiente luego de un periodo de ayuno.
7. Beneficia la reparación celular.
8. Adipocito. El ayuno intermitente transforma el tejido adiposo blanco al tejido adiposo marrón, que gasta mucha más energía. Lo que ayuda a la generación de nuevas mitocondrias, que son las que crean la energía de la célula.
9. Bajar de peso / perder grasa.
10. A nivel cognitivo, mejora la coordinación motora y el procesamiento de información.

Ayuno intermitente y sus efectos secundarios

1. Frustración. Esto ocurre cuando la gente tiene expectativas muy altas con respecto a lo que el ayuno hará por su peso y su vida. Cuando pasan dos semanas y las personas no ven resultados muchas veces se frustran y creen que no funciona. Debemos recordar que este tipo de formas de vida deben ir acorde con una alimentación sana ya que no importa cuantas horas de ayuno hagas, si consumes demasiadas calorías durante tu comida, no verás resultados.
2. Molestias digestivas. Eso suele pasar con las personas que están comenzando. Esto se debe a los cambios alimenticios dados al cuerpo de forma repentina. Aunque hay personas que ven el efecto contrario, y dicen que mejoran en sus diversas intolerancias.
3. Dolor de cabeza. Suele ser de baja intensidad pero que está presente en todo el cráneo y no en partes particulares. Suele ocurrir al inicio del ayuno intermitente o cuando cambiamos de uno leve a uno

más fuerte. Esta cefalea ocurre por los bajos niveles de glucosa, también por la deshidratación que suele ser común en las personas que no cuidan su consumo de agua en el ayuno intermitente. También por la liberación de ciertas hormonas que te mantienen alerta, ellas ayudan al crecimiento de este dolor de cabeza inicial.

4. Baja temperatura corporal, esto ocurre ya que el cuerpo no debe estar en constante proceso de digestión, por ende el cuerpo está más en reposo y se tiende a enfriar, aunque no son temperaturas muy bajas ni nada por el estilo, es una leve sensación que está más que todo durante las horas de ayuno al día.

5. Insomnio. Las hormonas contrarreguladoras se activan: la adrenalina, el glucagón entre otras. Estas hormonas son mantienen alerta y activos, no solo durante el día, a algunas personas les llega a afectar incluso durante la noche, viendo dificultades para dormir o para conciliar el sueño. Aunque estas hormonas son beneficiosas para tener un día exitoso, ya que te ayudan a estar alerta y concentrado, pero durante la noche esto no es beneficioso ya que, claramente, no se logra descansar del todo bien. Esto ocurre durante los primeros días o semanas.

Las mujeres y el ayuno intermitente

Hay ciertas particularidades que hay que tener en cuenta para las mujeres en cuanto al ayuno intermitente, estas cosas ocurren principalmente por la fisiología, aunque los cambios no deben ser radicales en comparación a un ayuno intermitente común. Sin embargo hay varias cosas que aún preocupan y ahora hablaremos de todo esto.

Hablemos un poco de las particularidades fisiológicas:

Como sustrato energético la mujer oxida más grasa que carbohidrato en comparación al hombre, es decir, lo usa más como fuente de energía.

La mujer tiene un efecto musculo protector gracias al estrógeno. Aumentando la creación de las células encaradas de la regeneración de las fibras musculares. Por lo que hace que la mujer sea menos propensa a perder musculo que el hombre.

En cuanto a la menstruación, cuando las mujeres que tienen la menstruación larga y abundante es preferible que no se realice un ayuno muy prolongado ya que tu cuerpo está bajo estrés fisiológico, es preferible no añadirle más problemas. En cambio si son menstruaciones cortas y sin dolor, no debería haber mayor problema.

En cuanto a las mujeres lactantes o gestantes es que, de primeras no es recomendable realizar ningún tipo de ayuno durante estos periodos. Ya que no se tiene ningún estudio actual que verifique la validez de este tipo de forma de alimentación.

Mujeres (y hombres) que tengan masa muscular muy baja o un peso bajo, es recomendable apartarte de ayunos ya que puede traer deficiencias importantes, llevando incluso a la desnutrición.

Mujeres con amenorrea, no es recomendable realizar este tipo de ayuno ya que esto suele ocurrir por falta de energía, por lo que un ayuno intermitente solo aumentará esta falta.

Síndrome de ovario poliquístico y el ayuno intermitente:

Se ha visto buenos resultados en cuanto a las mujeres que sufren de ovario poliquístico y que han hecho el protocolo del ayuno intermitente, con esto claro no se quiere decir que sea una cura, pero los beneficios que aporta son claros.

Ayuda sobre todo en los efectos colaterales de este síndrome, que se da como sabemos, por la resistencia a la insulina, generando la formación de quistes que liberan exceso de testosterona. Gracias al ayuno s baja a glucemia y mejoramos la sensibilidad a la insulina, lo que finalmente ayuda a la reducción de la producción excesiva de testosterona, trayendo como consecuencia la disminución de: vello excesivo, caída del cabello, grasa acumulada etc.

Es importante saber que este beneficio y cualquier otro del ayuno intermitente está altamente ligado con una buna alimentación y salud balanceada incluyendo ejercicios. El ayuno por si solo no es capaz de tener todos los buenos resultados. Nada es una receta mágica y eso incluye a este protocolo, todo lleva tiempo y esfuerzo, por lo que debemos tener esto en mente si queremos ver resultados importantes y rápidos.

Una dieta saludable y el ayuno

Ya hemos dicho un par de veces lo que debes hacer para tener éxito con el ayuno intermitente si es que tu principal objetivo es bajar de peso: una alimentación saludable e hipocalórica. Entonces, ¿debo cambiar mis hábitos alimenticios para el ayuno intermitente? La respuesta es sí, si eres de aquellas personas que come en exceso, come mucho dulce, bebidas azucaradas, alcohol, carbohidratos y frituras.

Todo cambio corporal, como hemos dicho, trae detrás suyo dedicación paciencia y esfuerzo, nada viene gratis y fácil cuando hablamos de mejorar nuestra salud y nuestro aspecto físico. ¿Qué debemos hacer? Sí, sonará un poco cliché:

Debemos convertirnos en amigos de todos los alimentos, nada está prohibido y nada es un pecado, pero los excesos están mal y la prioridad son los alimentos saludables como vegetales, hortalizas y carnes magras. La idea del ayuno intermitente es que no sea un suplicio llevarlo a cabo y que puedas decidir tú mismo qué comer y cuándo comerlo. Pero sabemos que con toda decisión y libertad viene una gran responsabilidad y cuándo eres tu quien decidirá que alimentos ingerir, hay que ser rigurosos con nosotros mismos.

Si sabemos que llevamos una dieta alta en carbohidratos y azúcares, claramente este es un factor que vamos a tener que cambiar, este cambio no debe ser para nada radical al menos que así te sientas cómodo. Lo importante es que finalmente este cambio en realidad ocurra y sea capaz d perdurar en el tiempo para que los resultados vistos sean reales.

Cuando hablamos de una buena alimentación tradicional hablamos de equilibrio en cuanto a los tres macronutrientes y micronutrientes. Debemos considerar una buena ingesta de proteína, carbohidratos y grasas así como vitaminas y minerales. Aunque más adelante tendrás unas guías bastante generales que te darán buenas idas de platillos y alimentos que añadir a la dieta, es importante que sepas que todo eso debe adaptarse a ti y a tu estilo d vida y necesidades físicas.

Ya sabemos que debemos comer balanceado pero, muchas personas tienen una gran duda y es relacionada a las porciones de los alimentos ¿cuánto debo comer de cada cosa? Quizás para algunos parece bien comer dos tazas de arroz al día y rodajas de pan, y no s les culpa, la mayoría no hemos recibido una buena educación alimenticia. Por eso vamos a darte una guía simple y fácil de seguir:

Este método se llama el método dl plato y sirve para medir las porciones de los macronutrientes. Primero que nada nos ubicaremos en el plato y pensaremos en el como una división de fracciones. Lo primero que haremos mentalmente será dividir el plato a la mitad, n una de esas mitades vamos a colocar todos los vegetales que vamos a ingerir. Ahora vamos a dirigirnos a la otra mitad sobrante, esta la vamos a volver a dividir en dos, teniendo así dos cuartas partes. En una de ellas vamos a ubicar las proteínas y las grasas, todo aquello que sea pollo, carne o tofu. Tendremos un ultimo espacio sobrante y allí es donde colocaremos a los carbohidratos, aquello que solemos entender como "el acompañante" que viene siendo arroz, pasta etc.

Como puedes ver, es posible que las cantidades que solías utilizar no sean muy parecidas a estas que te acabo de decir, por lo regular s omite la importancia de los vegetales y se colocan muchos más carbohidratos.

Algunos tips

- Ir a terapia psicológica. Esto es un tabú muy grande que existe incluso hoy en día donde se lucha por la normalización y visualización de enfermedades mentales. Hay que tener claro que antes que nada, somos seres pensantes y llenos de emociones, muchas veces no somos capaces de comprender ciertas actitudes o comportamientos y terminamos enredados en un ciclo vicioso. Todas las personas deberían asistir a terapia al menos una vez en la vida, ir a un psicólogo no te hará menos fuerte ni significará que tienes un problema mental, eso solo reflejará que eres una persona con un problema que va a resolver. Todos tenemos problemas de índole psicológica, es natural para el humano este tipo de conflictos, la mayoría de nosotros no vamos a un profesional a buscar ayuda cuando la necesitamos y de allí nacen miles de cientos de errores en nuestro día a día. Hay cosas leves y conductas pequeñas que pueden estarte afectando día a día y que podrían ser fácilmente controladas con ayuda, pero nos negamos a pedirla. De nada sirve crearse un plan de alimentación y estar dispuesto finalmente a cambiar tu vida, pero que luego a las dos semanas rompas tu régimen y dejes de hacer ejercicio porque te sientes mal, porque te has deprimido o has perdido el camino. Esto es extremadamente común, las personas se apuntan a gimnasios, hacen un mercado mensual de comida sana y no llegan a final de mes con la meta en mente, han dejado todo de lado y vuelven a su vida cotidiana. Esto por qué ocurre, definitivamente no es culpa de la comida o del gimnasio, la culpa es de las emociones y la psicología de esa persona que le está jugando en contra de su propio bienestar. Tenemos que dejar de tenerle miedo al psicólogo y dejar los prejuicios de lado para avanzar en este mundo de la salud corporal. Queramos o no adelgazar y cambiar nuestros hábitos alimenticios está muy ligado a las emociones, esto ocurre porque más allá de ser un acto alimenticio para sobrevivir, la comida se ha convertido en un ritual y parte crucial de nuestra vida social y emocional. Cuando hacemos un cambio en ella gran parte de nuestra vida se ve afectada aunque no lo veamos en principio. Es importante estar guiado a lo largo de este camino, y aunque se crea que solo con cambiar lo que comemos todo mejorará, en la mayoría de los casos no es tan simple, pues hay que cambiar muchas otras cosas dentro de nuestra mente para llegar al verdadero éxito.

- Ve a un nutricionista o nutriólogo si definitivamente te sientes perdido. Este libro no puede ser capaz de sustituir a un profesional de la salud alimenticia, eso está claro para todos. Sin embargo si será capaz de ayudarte a comprender algunas cosas y a ser tu guía por este arduo camino. Un nutricionista te servirá para darte una guía mucho más personalizada y para responder a inquietudes y particularidades. Muchas veces creemos más en las dietas de internet que en un profesional de la salud alimenticia, y es que muchas personas creen que solo te mandarán a comer frutas y verduras y a casa. No, la realidad está lejos de eso. Hoy en día este mundo es mucho más variado y se han desmentido muchos mitos en torno a esta carreta. Algo que debes tener en cuenta es que debes asistir a alguien que realmente esté capacitado para ejercer, no alguien que hizo un curso de dos semanas online o que asistió a charlas. Busca a un buen profesional que tenga experiencia en el área que te interesa. Si quieres hacer ayuno intermitente busca a alguien que esté empapado del tema, si eres vegano busca a un nutricionista vegano. Hay mucha cantidad de profesionales y seguro alguno de ellos será tu mejor aliado.

- Edúcate en nutrición de forma básica. No tienes que ir a estudiar o hacer cursos, con leer libros como este, y algunos un poco más técnicos donde puedan explicarte qué es un aminoácido, qué es el metabolismo, cómo funciona la quema de grasa. Todo este tipo de información te va a servir a la larga para poder tomar tus propias decisiones y ser critico con lo que lees y con lo que se te recomienda. Cuando buscamos un cambio corporal, tenemos que tener en cuenta que ese cambio debe ser para toda la vida, porque el cuerpo siempre va a cambiar apenas dejemos de hacer o hagamos nuevas cosas. El cuerpo no se mantendrá atorado en un tiempo cuando lleguemos a nuestra meta, el seguirá cambiando y evolucionando junto a nosotros y para mantenerlo como queremos debemos ser constantes de por vida. Es por esto que es importante educarnos, para ser capaces de llegar a una cierta autonomía de aquí a un tiempo. Dejar de ser susceptibles a publicidades y productos engañosos nos ayudará a ahorrarnos camino y malos ratos.

- No te obsesiones. Un riesgo de tomo régimen alimenticio que se base en disminuir la ingesta calórica es la obsesión. Las personas comienzan a obsesionarse con la cuenta de calorías, de macro nutrientes. Esto sin duda estimula un posible trastorno alimenticio y puede terminar siendo más perjudicial que beneficioso. Si sientes que llevar las cuentas de tus calorías diarias te sofoca demasiado debes dejarlo de hacer, busca otras formas más saludables y relajadas de controlar tus porciones. Recuerda que este es un proceso y todo proceso toma su tiempo, así que no quieras ser demasiado estricto contigo mismo desde el comienzo. No pasa nada ni un día te pasaste por 100 calorías, mañana podrás hacerlo mejor y así al día siguiente. Evita a toda costa la obsesión y el estar pensando en todo momento en los gramos de la comida y en la cantidad de grasa y carbohidratos que tiene esa ensalada que pediste en el restaurante. No te dejes llevar por estas emociones tóxicas.

- No busques milagros. Cuando estamos desesperados y hemos intentado docenas de dietas y nos hemos apuntado al gimnasio más de tres veces, lo más seguro es que te encuentres buscando en Google "adelgazar rápido" "Perder 10 kilos en un mes". Siempre queremos acudir a dietas milagrosas o batidos que prometen locuras para solucionar un problema que seguramente viene con nosotros muchos años atrás. Deja de creer que los problemas complejos tienen soluciones simples, perder peso y mejorar tu cuerpo no tiene una solución sencilla, es complejo y largo el proceso. Debes aceptar esta realidad para ser capaz de enfocarte realmente en lo que necesitas y en hacer lo que debes hacer.

- No te compares con los demás. Sobre todo en la actualidad, estamos muy expuestos en las redes sociales a personas que muestran una vida perfecta.

El mundo fitness en Instagram parecer ser fácil, ideal, perfecto. Un montón de mujeres y hombres con cuerpos increíbles yendo al gimnasio todos los días y siendo felices comiendo lechuga y atún todos los días. ¡nunca seré como ella mírale ese abdomen! Es un grave error comparar nuestra vida a una pequeña fracción seguramente decorada de la realidad de otra persona, cada vida es un mundo y debemos ser capaces de comprender eso. No compares tu proceso con el de nadie más ya que cada quien evoluciona de forma diferente.

- No te dejes llevar por consejos de personas a las "les funcionó ciertas cosas" seguramente te encontrarás con un amigo que te recomiende un batido de X cosa y que con eso ella o él bajo 20 kilos en 3 meses. No, no te dejes llevar por las emociones y la desesperación. Debes informarte antes de tomar este tipo de decisiones ¿qué contiene el batido? ¿por qué sirve para bajar de peso? ¿qué efectos tienen sus ingredientes en el cuerpo? ¿cuáles son las contraindicaciones? Todas estas preguntas las debes responder antes de correr a comprarte un batido y tomarlo a diario sin saber lo que realmente está pasando en tu cuerpo mientras lo bebes.

- No te peses a diario ni te midas demasiado seguido. Sobre todo las personas jóvenes cuando están comenzado una dieta tienden a querer pesarse todos los días y anotar de forma estricta y milimétrica cada cambio corporal que pueden ver. Esto no funciona así, de un día para otro no verás el mayor cambio y si lo hay puede que simplemente sea liberación o retención de líquidos en el cuerpo. Un día puedes pesar 66 kilogramos y a l otro estar en 67 kilogramos y no porque hayas engordado sino porque simplemente estás reteniendo más líquidos que en el día anterior, como puede que de pronto peses 65 kilogramos y no es porque hayas perdido dos kilos sino porque defecaste o te pesas con otra ropa. ¡Cuidado con las obsesiones!

- Haz que tu nueva dieta se adapte a ti, no te adaptes tu a ella. Este es un error que muchísimos cometen, si odian la lechuga entonces se obligan a comerla porque es sana. Esto solo trae como resultado final que odies todo el cambio y que retrocedas en el proceso. Encuentra la forma de adaptar la vida sana a tu vida y a tus gustos, de esta forma será mucho más natural para ti llevar este estilo de vida, ya que no será tortuoso sino más bien un disfrute. Lo mismo aplica para el ejercicio, si no eres de los que quiere ir a levantar pesas a diario, prueba con ir a correr o a una clase de baile.

Cosas que no rompen el ayuno

Hay muchas personas que al momento de hacer ayuno intermitente comienzan a tener dudas ¿puedo tomar agua? ¿puedo tomar café? ¿no puedo comer nada de nada? ¿y una fruta? ¿agua de limón?

Lo ideal es que cuando hacemos el ayuno intermitente respetemos lo más posible las horas de ayuno, evitando ingerir cualquier tipo de alimento a excepción del agua. El agua no tiene calorías y no aporta a nuestro organismo ningún tipo de macronutriente, lo que la convierte en la aliada ideal para un periodo de ayuno.

Ahora, sabemos que hay personas que con el agua no son capaces de conformarse, es por eso que te tramos una breve lista de lo que puedes ingerir, siempre con moderación y estricto cuidado, durante las horas de ayuno que hagas al día.

- Todo aquello que no produzca respuesta insulínica en el cuerpo, es decir, nada que contenga carbohidratos o azúcares. Tampoco deberá superar las 50 calorías en la suma total de las calorías ingeridas en el ayuno.
- Todo lo que no contenga proteínas, nada de carnes ni tampoco batidos proteínicos naturales o en polvo, todo ello está prohibido durante este periodo.
- Puedes consumir pequeñas cantidades de grasa buena como mantequilla, aceite de coco o de olvida.

Es importante recordar la idea principal del ayuno intermitente es que el periodo donde no se ingieren alimentos sea realmente estricto, no es lo mismo realizar un ayuno que comer poco.

Muchas veces queremos fingir que las cosas con más fáciles de lo que realmente son, de nada sirve engañarnos a nosotros mismos diciéndonos que estamos en ayunas cuando hemos comido un trozo de pan o un mordisco de pollo. Recuerda ser realista y sincero durante este proceso. Si ves que no puedes durar mucho tiempo en ayunas comienza haciéndolo por pocas horas y luego ve incrementándolo.

Errores que engordan

En nuestro día a día solemos llevar la alimentación como podemos, pero seguramente eres de esas personas que ha cometido algunos errores que no parecen errores y que sin darse cuenta los han hecho engordar.

- Comer viendo la televisión o distraídos. Esto es algo que hace mucha gente sobre todo aquella que vive sola o en pareja. Se sientan frente a la televisión y comienzan a comer, comer y comer y cuando se detienen no se han dado cuenta de lo que han comido e incluso puede que continúen con hambre, ya que su mente no ha estado enfocada en el alimento y no ha sido capaz de darse cuenta de que estábamos comiendo y por ende mandar mensajes saciantes al cuerpo.
- Comer desde un plato general o de una fuente en medio de la mesa. Cuando servimos comida para varios y todos agarran de un plato y van picando un poco por allá y otro poco por acá. ¿qué pasa? Al final no sabemos cuántos hemos terminado comiendo, ¿mucho o poco?
- Picotear mientras se prepara la comida, muchas veces estaos cocinando y comenzamos a probar aquí, allá,

un trozo de pan otro trozo de pollo y vamos probando y poco a poco esas calorías se van sumando y ni siquiera has sido capaz de darte cuenta de eso. al final de tu día quizás necesitabas solo 1400 calorías pero has terminado consumiente 1600 entre los picoteos que has estado haciendo, y ni siquiera las cuentas ya que no las has notado.

- No comas en platos demasiado grandes, esto es un poco más psicológico que otra cosa, pero al momento de servirnos la comida y ver un plato pequeño lleno sentimos que hemos comido más y quedamos más saciados. Si por el contrario comemos en platos más grandes y vemos que hay solo un poco de comida en el centro, psicológicamente sentimos que hemos comido muy poco.

- Cenar demasiado tarde o alimentos muy pesados. Aunque lo mejor es hacerlo dos horas antes de dormir, ¿por qué? Porque si comemos y vamos a dormir media hora después nuestro organismo estará aun procesando los alimentos y terminaremos con un metabolismo más lento y una digestión interrumpida. Esto hará que acumules más grasas.

- No dejes la comida a la vista, es mejor guardar las cosas en la alacena, donde no las veamos demasiado seguido. Cuando tenemos comida a la vista solemos acudir a ella de forma mucho más rápida y natural que si no la vemos. Cuando no vemos algo no se nos antoja e incluso puede llegar a olvidarse que existe y recordarla solo al momento real en el que tengas hambre.

- Cocina la comida a medida, no hagas demasiadas porciones si es que no está planificado. Cocinar demás es tentador para "terminar que ya casi se acaba" no queremos botar la comida y terminamos comiendo demás solo por haber cocinado un poco extra. Es mejor cocinar con las porciones contadas que dejar que sobre.

- No dormir, esto ocasiona fatiga y hace que el metabolismo esté más lento por lo que no quemamos suficientes calorías, lo que a la larga te hace engordar.

- Pasarnos con las salsas. Puede que cocinemos una ensalada muy saludable y baja en calorías pero luego le añadimos un aderezo o una salsa que termina agregándole 200 calorías extra.

- Consumir calorías vacías, mayormente este tipo de calorías son aquellas que ingerimos sin tener conciencia real de ellas, un buen ejemplo son las bebidas: refrescos y jugos azucarados. Muchas veces nos servimos un vaso o hasta dos durante la comida y no nos damos cuenta que eso nos está aportando hasta 300 calorías extra a nuestra comida, calorías que además no le aportan nutrientes ni valor a nuestro organismo.

Ayuno intermitente e hipotiroidismo

¿Se puede hacer el ayuno intermitente si tengo hipotiroidismo?

La tiroides es una glándula que produce hormonas y está en la garganta. Las hormonas tiroideas tienen funciones que influencian el metabolismo de todas las células del organismo, es capaz de acelerar o ralentizar las células. Las hormonas tiroideas son fundamentales para el cuerpo, y tanto su exceso como sus escases afecta de formas abismales.

¿Qué ocurre en el hipotiroidismo? Se clasifican según el lugar donde esté el problema. La mayoría de ellos son primarios, es decir, cuando está directamente en el tiroides. Lo que ocurre es que tu cuerpo produce anti cuerpos que atacan a la tiroides, haciendo que se desestructure y se inflame, por lo que le cuesta producir las hormonas que debe hacer.

El ayuno en termino general disminuye la hormona T3 que es la más importante de las hormonas que produce la tiroides, aunque la diferencia de producción no es extremadamente relevante, para un paciente con hipotiroidismo esto si podría ser un conflicto.

¿Entonces qué debo hacer para hacer el ayuno?

Si estas tomando tu medicación, síguela tomando con normalidad, pero asegúrate de estarla tomando en el momento indicado y de la forma indicada por tu médico.

Si no quieres perder peso, por lo cual no estás haciendo un déficit calórico, entonces no tendrás de que preocuparte, por lo que tu tiroides entonces se mantendrá de la misma forma que antes. Por otro lado si lo haces con la intención de adelgazar y por ende tienes un déficit calórico. Ten presente que deberás evitar hacer ayunos de más de 16 horas si es que lo harás de forma constante, bien sea diario o 4 veces por semana.

No restringas la cantidad de carbohidratos ene exceso. La hormona tiroidea reacciona más al déficit calórico y a la falta de energía principal que al ayuno en sí. Cuando no hay carbohidratos, nuestro cuerpo empieza a estar en modo "supervivencia" produciendo adaptaciones metabólicas como la menor producción de la hormona t3.

No extiendas demasiado el tiempo en el que realizas el ayuno, no superes los tres meses seguidos para evitar descontroles hormonales demasiado grandes.

Como verás es posible hacer este tipo de método teniendo hipotiroidismo, sin embargo hay que ser precavido y lo mejor es ir con cuidado y siempre con soportes de analíticas y un médico que te respalde.

Cómo debo romper el ayuno

Cuando están cerca de cumplirse esas 16 o 14 horas de ayuno que hemos estado haciendo durante el día seguro no puedes aguantar las ganas de salir corriendo a comer lo más delicioso que veas, incluso puede que tengas un pequeño chocolate preparado entre tus cosas para comértelo a esa tan esperada hora.

Algo de lo que no se habla muy a menudo es de la forma correcta en la que vamos a romper el ayuno diario que realizamos. La mayoría de las personas tiene suficiente hambre como para comer lo primero que vean luego de cumplidas sus horas, pero, ¿esto realmente es aconsejable? Y es que ya sabemos que el ayuno intermitente no solo implica dejar de comer ciertas horas, sino que también necesita de un balance nutricional.

Lo ideal para romper el ayuno es que nuestra primera comida sea bastante saciante, y desde luego, nutritiva. Que contenga buenas porciones de proteínas y suficientes grasas y además bastante fibra. Estos tres elementos son bastante saciantes y van a controlarnos el apetito de forma eficaz.

Para nada se debe romper el ayuno con alimentos hiper procesados, dulces, carbohidratos excesivos, refrescos, etc. Si hacemos esto perdemos bastante del esfuerzo realizado durante el ayuno ya que el cuerpo va a tomar todo eso como reservas, no lo usará del todo para poner a funcionar el cuerpo sino que lo tomará como reserva que se convertirá en grasa.

Cuando hacemos ayunos prolongados de más de 20 horas o incluso 24 horas debemos tener un poco más de cuidado y ser más meticulosos con aquello que vamos a ingerir. ¿por qué? Porque nuestro sistema digestivo ha sufrido ya un cambio fisiológico como lo puede ser la disminución de producción de enzimas digestivas. Cuando retomamos la alimentación luego de un ayuno prolongado lo más probable es que tengamos efectos como nauseas, vómitos y hasta diarrea, esto ocurre por el cambio fisiológico, ya que el cuerpo no está alerta para digerir la comida, al ingerir de pronto... ¡bum!

Qué alimentos debemos evitar: frutos secos, semillas, vegetales crudos, huevos, lácteos, alcohol y carnes rojas.

Entonces qué es lo mejor que se puede hacer, cuidar la hidratación durante el ayuno y al momento de la ingesta alimenticia, esto ayudará a evitar problemas. Si vas a consumir proteína limítala a las proteínas blancas y en cantidades moderadas. Cocina los vegetales, para evitar nauseas e inflamación. El vinagre de manzana ayudará a tu digestión y es bastante saciante, será un factor clave para salir de tu ayuno de forma amistosa. No comas demasiada cantidad, ya que tu cuerpo tendrá menos hambre, aunque tu hambre psicológica pueda estar por los cielos, pero tu cuerpo no lo verá así, deberás tener cuidado con las porciones.

Aún no logro resultados

Si, esta es una afirmación que lamentablemente se escucha demasiado seguido en las personas. Se intenta hacer todo tipo de dietas, restricciones, cambios, van a nutricionistas, se apuntan a gimnasios, aparentemente hacen todo bien pero finalmente no logran bajar de peso ¿qué pasa conmigo? Es una pregunta constante y que muchas veces es difícil de responder, aunque algunas otras no lo es tanto.

Hay una serie de errores al momento de adelgazar que se cometen fácilmente, ya hemos hablado de varios de ellos. Pero quizás digas, ya he cumplido con todo y aun así sigo en el mismo peso y no logro llegar a esas medidas deseadas.

Cuando tenemos este tipo de problemas y somos realmente honestos y sinceros, sabemos que hemos hecho todo bien y aún así no hay resultados, lo más sano es ir a un médico y hacerte estudios. ¿por qué?

Cuando no adelgazamos a pesar de estar en déficit calórico y de hacer ejercicio, lo más probable es que tengamos un problema fisiológico hormonal. Hay tres hormonas en particular que pueden evitar la pérdida de peso.

- La grelina, conocida como la hormona del hambre. Esta hormona está en el estómago, cuando este está vacío ella se dispara para enviarle un mensaje al cerebro: tengo hambre. ¿cómo puedo controlar esta hormona? A través de la alimentación, mientras tengamos suficientes alimentos que sean capaz de controlarla ella no causará grandes problemas. Entre estos alimentos están: la canela, el vinagre de manzana, alimentos ricos en magnesio, el café y el té verde.

- El cortisol es la hormona que segregan las glándulas suprarrenales. Es también conocida como la hormona del estrés. ¿y qué ocasiona todo esto? la molécula de cortisol va hacia tu hígado, desprendiendo el glucógeno y dejando glucosa en la sangre, ocasionando una subida de producción de insulina... trayendo como consecuencia la subida de peso. Esto lo podemos resumir a: debemos controlar nuestros niveles de estrés ya que posiblemente sea eso lo que te ha tenido estancado. Como recomendación puedo decirte que, dormir mejor, ir a terapia, hacer ejercicios de respiración, practicar meditación o yoga pueden ser actividades que te ayuden a controlar tu estrés en el día a día.

- La insulina, mientras más liberación de insulina tenga tu organismo más vas a subir de peso, incluso si haces todo correctamente. La insulina puedes bajarla alejándote de: los carbohidratos refinados, y los azúcares de todo tipo.

Este tipo de cosas pueden estar pasando en tu organismo sin tu tener la menor idea de ello, lo importante aquí es saber qué ocurre y para ello lo mejor que puedes hacer es acudir a un médico para que te haga los estudios adecuados, ya que así estarás evitando incluso problemas de salud mayores, como lo podría ser diabetes o desordenes hormonales mucho mayores a lo usual.

El alcohol y el ayuno intermitente

Muchas personas son aficionadas al alcohol, cuando hablan de dietas o de cambios alimenticios lo primero que hacen es pensar en si podrán beber su cerveza en el almuerzo o si tendrán que despedirse de la copa de vino en las cenas. La realidad es que, como ya sabemos, el ayuno intermitente no te dice qué debes comer, eso está en tu entera decisión. Sin embargo existen cosas que debemos tomar en cuenta al momento de ingerir alcohol si estamos en un plan de perdida de peso o de crecimiento de masa muscular.

Si tu objetivo es perder grasa, hay que tener en cuenta que el alcohol posee calorías vacías, es decir, no te aportan valor nutricional. Muchas personas tienen las creencias de que, por ser liquido el valor y la importancia que tiene al final del día para adelgazar no es tanto, pero la realidad es totalmente contraria. Esas calorías que ingeriste van a afectar tu perdida de peso al final de la semana, entonces deberás considerar cuál es tu prioridad.

Si estas dispuesto a deteriorar tu salud y sacrificar calorías buenas que te aporten nutriente por sustituirlas con calorías vacías del alcohol, o si prefieres reducir ese consumo de alcohol y remediarlo con más ejercicio ciertos días a la semana.

Hay que tener en cuenta que este tipo de bebidas suelen ser bastante altas en calorías: una lata de cerveza puede contener 80 calorías, una copa de vino puede tener hasta 130 calorías y una copa de vodka puede llegar a las 120. Si bien estos números no parecen tan alarmantes a simple vista, si vas sumando dos cervezas o tres diarias, o dos copas de vino al día, al final te sobran hasta 300 calorías vacías.

Es cuestión de poner sobre la balanza nuestras prioridades, lo mismo ocurre con las personas que adoran los postres y no quieren dejarlos por fuera de su alimentación. Recordemos que hemos hablado sobre los alimentos y que nada está realmente prohibido, pero hay cosas que sencillamente no tendríamos que consumir a diario y en grandes cantidades, el alcohol y los dulces son unos de esos.

Cuando estamos buscando perder peso o marcar nuestra masa muscular, lo ideal es ser estrictos con nosotros mismos. Tampoco la idea es comenzar a torturarnos, pero es importante ser realistas y saber que sin sacrificios y cambios no veremos buenos resultados. El alcohol una o dos veces por semana no te hará daño, al igual que un postre los domingos no tiene que arruinar todo tu esfuerzo, pero llevar una vida donde la cerveza o la copa al final del día sean elementales, eso no va a ayudar a tu salud ni a tu perdida de peso ideal.

Siempre habrá buenas opciones para beber que no aporten tantas calorías, así como hay postres bajos en calorías que podremos preparar desde la comodidad de nuestra casa, conociendo nuestros ingredientes y las cantidades que estamos usando. No te desanimes, que el camino no es tan complicado como parece.

Extensión de tiempo

El ayuno intermitente todavía genera discusiones en los distintos espacios mediáticos y científicos con respecto a los beneficios que este régimen alimenticio pueda aportar a la persona o, por el contrario, si su práctica extendida por períodos prolongados de tiempo pueda tener repercusiones insalubres tanto en corto, mediano y largo plazo. Por esta razón, los debates y discusiones al respecto han generado opiniones divididas entre los expertos: algunos de estos especialistas sostienen que el ayuno intermitente en períodos longevos de tiempo favorece a la desintoxicación del cuerpo (puesto que no es novedad el impacto que ha tenido en la salud de la población mundial más favorecida en el normalizado consumo de alimentos intervenidos para que se preserven por mayor cantidad de tiempo o para que estos crezcan más rápido y sean de mayores proporciones con el objetivo de satisfacer la demanda del mercado) además de promover el reposo digestivo, refiriéndose específicamente al control conductual y emocional del impulso por comer cualquier cosa que se nos antoje en ese momento, esto facilita enormemente la concientización y diferencia de cuándo nos encontramos comiendo por hambre (necesidad) o por hábito o dificultad mental-emocional (impulso). Por otro lado, algunos otros especialistas sostienen que el ayuno es vinculado directamente con lo que nuestro cuerpo, por cuestiones evolutivas, identifica como situación de estrés, pues se encuentra privado de la ingesta de cualquier tipo de alimento; este estrés ocurre desde un punto de vista metabólico, por lo que es especialmente delicado cuando sometemos al cuerpo a períodos prolongados de cualquier tipo de estrés, para lo que recomiendan enfáticamente que no se deben exceder las horas de ayuno más allá de lo que nuestro cuerpo esta programado biológicamente para soportar: el ayuno que hacemos por las noches cuando dormimos. Si se extiende este período de ayuno natural y rutinario, el cuerpo comenzará una serie de estímulos y respuestas químicas que inducen a nuestro cerebro a actuar de una manera -frecuentemente desesperada- para hacernos ingerir alimentos, lo que puede causar potenciales problemas relacionados con la salud mental, conductual y la salud emocional.

Con esta contraposición de argumentos y puntos de vista, podemos evidenciar que las posiciones de lado y lado se contradicen mutuamente en relación a la duración apropiada y segura del ayuno intermitente, dificultando la reconciliación de los puntos en común para dar una respuesta inequívoca sobre cuáles son las estrategias mejor indicadas para garantizar los mejores resultados sin poner en peligro nuestra salud. Esta discusión se complejiza todavía más cuando existe evidencia empírica de que existen personas que han experimentado el ayuno intermitente por años y dan fe de los beneficios que aporta este régimen de alimentación, así como existen casos en los que se han manifestados situaciones desventajosas como las mencionadas anteriormente, por lo que aún no se ha logrado determinar en qué medida los argumentos de lado y lado sean ciertos. Los expertos aún no logran decidirse.

Por esta razón, ante la gran incertidumbre que genera la ambigüedad de los resultados de la discusión, el consenso más apropiado que se genera en estos espacios radica es en mantener una observación vigilante con respecto a nuestro propio cuerpo. Es decir, es tener una conciencia corporal y comenzar a analizar los efectos que el ayuno intermitente tiene en nuestro cuerpo una vez comenzamos este régimen. En este sentido, resulta imprescindible mantenernos alerta al mantener un ojo siempre en el cómo reaccionamos y bajo cuáles circunstancias reaccionamos, a fin de determinar con la mayor precisión y amplitud posible la resistencia al ayuno y a la viabilidad de su adopción. Bajo esta premisa, la persona es la mayor conocedora de su propio cuerpo, por lo que debe de adquirir conciencia sobre lo que el cuerpo necesita y los límites a los cuales se les puede someter, porque dependiendo de cómo estas reacciones, así será la longitud con la que se adopte el ayuno intermitente como estrategia alimentaria o estilo de vida. Así, podemos encontrar casos en los que se puede adoptar el ayuno intermitente como estilo de vida y extender su adopción a lo largo de todo un ciclo vital o, por el contrario, solo se adopta bajo determinados y breves momentos, con el único objetivo de promover y facilitar la desintoxicación del cuerpo de manera periódica.

Como es natural y de esperarse, a lo largo del período de ayuno intermitente podremos evidenciar de manera clara los cambios que comenzaremos a experimentar. Estos cambios, sin embargo, no radican únicamente en la variación del peso o en la adquisición de una forma más delgada -cosa que usualmente muchas personas buscan y es lo que solemos ver en los medios de información-, sino que comprenden un conjunto de elementos interdependientes de nuestro cuerpo que se afecta entre sí y a la totalidad del mismo cuerpo, de una u otra manera y en distintos niveles. Bajo este orden de ideas, ya no solo hablamos de si nos vemos más delgados o si perdemos corporal, sino del estado de la piel y el cabello, en tanto su color, su brillo y su textura. Así, uno de los mayores indicadores de que hay algo raro ocurriendo en nuestro cuerpo se refieren a la coloración de los ojos, refiriéndonos especialmente a la esclerótica y al tejido que envuelve y sostiene gran parte de nuestro ojo, que se une naturalmente con el lagrimal. Mantener constante observación sobre el estado de estas áreas, anotar y describir qué es lo que observamos, nos será de un recurso fundamental para determinar el cómo nuestro cuerpo está reaccionando al ayuno, lo que nos permitirá, evidentemente, tener un control sobre nuestro proceso. Esta es una estrategia que se utiliza, por ejemplo, la planificación de proyectos, por lo que es relativamente universal en cualquier espacio y actividad que requiera de un proceso de control en su planificación. No es exclusiva de la alimentación y del ayuno intermitente.

En otros aspectos, es necesario tener en cuenta que los efectos del ayuno intermitente no son posibles de visibilizar de inmediato. Los cambios más superficiales sí que se podrán notarse en las primeras semanas de haber iniciado el proceso, incluso días, más los cambios más profundos requieren de un tiempo frecuentemente mucho más lento y más difíciles de ser percibidos por nosotros, pues son tan lentos que ignoramos la medida en que va evolucionando. Para ponerlo de manera más sencilla, como hablamos de un proceso en el que el cuerpo humano y su fisiología se encuentran involucrados, sus transformaciones aparecerán de manera progresiva, pues el cuerpo se enfrenta a un proceso que, primeramente, suele ser muy abrupto e irrumpe en la manera en la que el cuerpo ejecuta sus funciones cotidianas, por lo que el primer shock que recibe siempre será el más evidente; por otro lado, una vez el cuerpo haya asimilado esta nueva situación en un principio atípica y entiende que no puede hacer nada al respecto, éste comenzará naturalmente a ajustar a las nuevas condiciones alimenticias. Es este proceso de acomodación y adaptación al régimen alimenticio lo que es notablemente más sutil y lento (en algunos casos, es relativamente más rápido), dependiendo de las condiciones de nuestro organismo. Sin embargo, esto no significa que, si bien el proceso sea lento, tardaremos muchísimos meses en poder visibilizar lo que sea que esté sucediendo en nuestro cuerpo. Lo normal es que esta "lentitud" no se extienda más allá de al menos los primeros tres meses.

Al respecto, lo que en realidad sucede con nuestro cuerpo es que éste se encuentra cambiando día tras día, desde las escalas más bajas y va ascendiendo hasta la más altas, La suma de la totalidad de estos cambios interdependientes de nuestro cuerpo es lo que se traduce en los cambios que comenzaremos a evidenciar de manera superficial, pues estos ocurren primero a un nivel subyacente y luego se hacen notar en la "superficie".

Ahora, cuando nos referimos a la apariencia es necesario tener en cuenta que, las personas que son protagonistas de los cambios tanto profundos como superficiales de este proceso de ayuno intermitente, por cuestiones de percepción, tardarán más en notar los cambios en relación a la perspectiva de otras personas. Esto quiere decir que, es más probable que terceros puedan notar los cambios que están ocurriendo en tu cuerpo a nivel superficial, que de lo que tu serás capaz de percibir en un inicio. Esto es algo que ocurre en, prácticamente, todos los ámbitos más allá del ayuno o la dieta. La razón es que, como ya mencionamos, al ser protagonistas del proceso, básicamente nos visualizamos día tras día lo que hace que nuestro cerebro elabore una especie de modelo mental sobre nuestra apariencia, ciega a las diferencias sutiles, pero útiles al momento de diferenciar cambios sustanciales y lo suficientemente significativos para aceptar que: "lo estoy logrando". Así como reaccionamos nosotros a nivel mental a estos procesos, podemos evidenciar su paralelismo al cómo funciona nuestro organismo. Esto es importante señalarlo porque a veces se ignora por completo los aspectos socioculturales que pueden reforzar o sabotear por completo el proceso de ayuno, por lo que resulta necesario hacer un llamado a la conciencia sobre las cosas que naturalmente pueden pasar y así sea más sencillo apegarse efectivamente al objetivo, que es la adopción del ayuno intermitente.

Sin embargo, sabemos que el ayuno intermitente es una experiencia heterogénea para las personas que decidan atravesar el proceso, por lo que es errado asumir que todos partirán desde las mismas condiciones, todos experimentarán lo mismo y todos podrán alcanzar, como si se tratase de alguna ley natural, una adopción efectiva de este régimen alimenticio. Así, es natural que las personas se encuentren en una situación en la que se les difícil apegarse al ayuno de manera estricta, llegando a casos en los que incluso desean abandonarlo por completo. Si este es tu caso, recomendamos exhaustivamente que los cambios se comiencen a implementar de manera gradual, y esto tiene una razón tanto biológica como psicológica. Como ya mencionamos, tanto la mente como el cuerpo funcionan tanto de manera simultánea como de manera paralela; simultánea porque, evidentemente, tienen que funcionar al mismo tiempo para que podamos tener vida; paralela, porque ambos funcionan en base a comportamientos rutinarios, a ser resistentes a los cambios y, paradójicamente, ser altamente adaptables.

De la misma manera en cómo la implementación de cambios en nuestro régimen alimentación debe hacerse de manera gradual y progresiva, tanto por razones de efectividad como por razones de impacto en nuestro bienestar general, el mismo método aplica en aquellos casos en los que se necesite o se desee detener el proceso del ayuno intermitente. Bajo esta lógica, si los nuevos cambios que queremos implementar deliberadamente en nuestro sistema son insertados de manera abrupta, nuestro cuerpo responderá de igual manera generando altos niveles de resistencia, generando mayor dificultad y mayor estrés en todo el organismo; estos cambios también constituyen la regresión hacia un régimen alimenticio anterior al del ayuno intermitente. Esto es, que si de un día para otro decidimos abandonar el ayuno intermitente de manera absoluta por cualquiera que fuese la razón después de que ya hayamos acostumbrado nuestro cuerpo a éste hábito, naturalmente también reaccionará de igual manera abrupta como consecuencia del shock que el organismo percibe al ser tan súbito y repentino el cambio, lo que genera también altos niveles de estrés que pueden tener consecuencias negativas en nuestra salud si éste es sostenido y/o de alta intensidad. Cabe aclarar, sin embargo, que el estrés no es inherentemente contra productivo ni es malo en sí; después de todo, se trata de un mecanismo instintivo que los seres humanos hemos desarrollado de manera evolutiva para hacer frente a situaciones que nuestro cerebro y organismo detecta como peligrosos contra nuestra vida, que los percibe como amenazas. Por esta razón, es que el estrés cumple la función de hacernos accionar para eliminar, evitar la amenaza percibida o para soportar una situación que requiere inducirnos en un estado mental óptimo. Sin embargo, como se trata de un mecanismo todavía primitivo, éste no se encuentra adaptado a los nuevos entornos en los que el ser humano se encuentra habitando desde hace unos cuantos siglos ya: la sociedad moderna. Así, somos seres socialmente evolucionados, pero biológicamente primitivos, y esto es una realidad con la que tenemos que lidiar constantemente y, además, aprender de manera proactiva a cómo gestionarlas y administrarlas de la manera más adecuada posible para que seamos nosotros, nuestra voluntad, quienes controlen lo que nos sucede, y no nuestras emociones.

¿Qué sucede con el cuerpo durante el ejercicio?

Desde hace bastante tiempo ya, un estilo de vida saludable es una cuestión que vemos ampliamente difundida y publicitada en todos los medios de información y comunicación, en contraste con un estilo de vida prevalentemente sedentario. El estilo de vida saludable como respuesta a un continuo empeoramiento del estado de salud de las personas en los países desarrollados como consecuencia del sedentarismo insertado en ambiente en donde se promueve con facilidad el consumo de drogas, alcohol y alimentos artificiales o altamente procesados. Por estas razones, es que podemos tener una imagen mental cuando escuchamos o leemos algo relacionado a un estilo de vida saludable: vegetales, verduras y ejercicio, cosas que resumen el mensaje de una vida saludable: todo estilo de vida que se considere sano debe tener implementado una dieta balanceada en donde se incluyan vegetales y verduras -como contraposición al estilo de vida sedentario donde golosinas, harinas, dulces y carnes predominan en la dieta- además de actividad física de manera regular, ya sea que hablemos de algún entrenamiento específico, el simple hecho de bailar, correr o ir al gimnasio. Sin embargo, a pesar de tener una idea bastante clara -aunque no a veces precisa-, muy pocas personas saben qué es lo que sucede con nuestro cuerpo mientras lo sometemos a algún tipo de actividad física, a algún tipo de ejercicio. Esto es perfectamente natural porque no forma parte del consumo de información inmediato cuando nos llega la promoción de este estilo de vida a través de los medios de comunicación. Por otro lado, tenemos que tener en cuenta que solo hablamos de quemar grasa y crecer músculo cuando hablamos de nuestro cuerpo al hacer ejercicio: simultáneamente, ocurren diversos procesos complejos que son los que permiten visibilizar los cambios que deseamos tener cuando a un estilo de vida saludable se refiere, lo cual suele comprender pero no ser limitante un aumento importante en la energía que sentimos y podemos usar, mejora de nuestra apariencia física, nuestros estados ánimos, nuestras capacidades cognitivas, entre otros.

En aspectos más conocidos, cuando nos ejercitamos promovemos el crecimiento de la masa muscular por medio del incremento de las fibras que lo compone, lo que permite que el músculo se pueda fortalecer progresivamente y, en consecuencia, se hace más resistente. Este fortalecimiento progresivo del músculo por medio del crecimiento de la fibra se logra por medio de unos micros desgarros que dichas fibras sufren al momento de emplear ejercicios de fuerza. Frente al desgarro de los tejidos, como con cualquier otro tipo (véase, por ejemplo, cuando nos cortamos o rompemos algún hueso), el organismo buscará repararlo por medio de la acumulación de células que progresivamente trataran de unir y reparar el tejido rasgado. Precisamente en este proceso de reparación de la fibra muscular sometida a micro desgarros como consecuencia del empleo de la fuerza, no solo se repone la fibra desgarrada, sino que es reforzada para tener mayor capacidad de fuerza y, al mismo tiempo, deja menos lugar para la grasa.

El aumento de la masa muscular frecuentemente se encuentra relacionado con una mejor apariencia física como primera prioridad para muchos; para otros constituye más una cuestión de adquisición de fuerza. Lo cierto es que los beneficios de un crecimiento de la muscular y su mantenimiento son trascendentales a los propósitos estéticos, ya que parte de su función original es la de ayudar a proteger los órganos y que estos funcionen óptimamente. Cuando hablamos, por ejemplo, en términos cardíacos, nos referimos a que existe un aumento en el índice cardíaco debido a que necesita un mayor bombeo e irrigación de la sangre en todo el organismo para que esta pueda oxigenar a los músculos; al aumentar la masa y el tamaño de estos, más sangre y oxigeno se necesita, por lo que disminuye la presión arterial, así como el riesgo de padecer condiciones y riesgos cardíacos.

Al mismo tiempo, el ejercicio también hace que nuestro organismo libere endorfinas, a veces conocidas como las hormonas de la felicidad, puesto que su función primaria es la de aliviar el estrés emocional y corporal, así como ayudar a estabilizar los altibajos emocionales para prevenir que ocurra alguna especie de quiebre con nuestro bienestar mental y cognitivo. También promueve la sinapsis neuronal y la generación de nuevas conexiones que permite mejorar la cognición, la memoria y la capacidad de aprendizaje, así como la concentración. Ahora, más allá de las bondades mentales o físicas, el ejercicio también impulsa y optimiza el sistema inmunológico, pero de una manera cuanto menos curiosa: durante y después del ejercicio, el índice de células blancas -que como ya sabemos son las encargadas de las defensas inmunológicas de nuestro cuerpo- disminuye de manera general y pasan a condensarse en las zonas afectadas por el ejercicio, a algún músculo o serie de músculos en específico que se encuentran en estrés por el ejercicio. Lo cierto es que, aunque parezca contraintuitivo, muchas horas después de haber finalizado el entrenamiento, como el cuerpo se ve obligado a aumentar la generación de las células blancas para resguardar a la totalidad del organismo, los niveles de células blancas se ven aumentado de manera significativa en la sangre, aumentando a su vez los niveles de defensa del sistema inmune. Si esto lo acompañamos con que el cuerpo se encuentra activo durante del ejercicio más allá del nivel muscular, óseo y sanguíneo (por mencionar algunos), las actividades encargadas de aliviar el estrés del ejercicio físico y la reparación constante de los tejidos musculares micro lesionados, aumento en la capacidad cognitiva y sistema inmune, tenemos en bandeja de plata unas posibilidades increíbles para mejorar nuestra salud.

Por otro lado, los individuos suelen creer que los seres humanos somos unos seres particularmente estáticos en un sentido bastante amplio. Esta falsa creencia les hace ignorar el hecho de la sensibilidad genética que tenemos a las condiciones en las que vivimos, y el cómo este es capaz de modificar nuestros. Sin referirnos al medio ambiente, sino a la manera en cómo vivimos, es importante recordar que las predisposiciones genéticas a sufrir tal o cual enfermedad - como el cáncer o la diabetes- no significa que en algún momento de nuestras de vida, de manera irremediable, padeceremos algunas de estas condiciones agravantes de la salud, sino que depende del estilo de vida que llevamos y de los factores claves inherentes en ellos lo que determinarán si se detona o no la enfermedad. ¿Cuáles factores? Respecto al tema que tratamos acá, como ya podemos ir conjeturando, el ejercicio y la nutrición forman parte de esos factores determinantes.

Ambos factores en conjunto, ya sea porque tengamos una alimentación sin nada de ejercicio, independientemente de si es mala o buena, o si, por el contrario, tenemos una alimentación acompañada de ejercicio, en un sentido general son capaces de modificar la manera en cómo nuestros genes se comportan. Si mantenemos un estilo de vida saludable, esto hará que el cuerpo tenga la capacidad de inhibir las potenciales enfermedades o de fortalecerse frente ellas en caso de que aparezcan, promoviendo la optimización del metabolismo, el control de la insulina, modificaciones en la secreción de sustancias, entre otras más.

Sin embargo, a pesar de que los individuos tienen la idea clara de que "el ejercicio y la buena alimentación son claves para una salud óptima", pocas personas -relativamente hablando- logran adoptar este estilo de vida, ¿por qué? Una de las razones que trataremos acá, es una concepción abrumadora de llevar un estilo de vida saludable. Esta idea que tienen las personas les hace considerar que el entrenamiento o el ejercicio físico requieren de actividades relativamente sobrehumanas o de un esfuerzo un poco engorroso para algunos, como el hecho de asistir a un gimnasio, además de que imaginarse hacer algo casi todos los días por el resto de sus vidas tampoco les parece una oferta interesante. Sin embargo, sabemos que estas cosas no son mitos, que no necesitan correr por siete horas al día, todos los días ni que tampoco necesitas ir a un gimnasio para ejercitarte; más bien, el ejercicio físico puede contemplar actividades relativamente cotidianas que no necesariamente tienen que ser algo "exótico". Entre ellos, podemos mencionar, por ejemplo, evitar usar transporte en caso de que nuestro se encuentre razonablemente lejos, lo suficiente como para que justifique una buena caminata, o evitar el uso de los ascensores y usar las escaleras; ambos casos, que son perfectamente cotidianos, representan un buen ejercicio para nuestra salud porque te permiten activar físicamente tu cuerpo sin tener en mente la presión de que "debes realizar ejercicio". Por otro lado, contrario a la creencia que mencionamos, una rutina de ejercicios puede fácilmente durar alrededor de quince minutos y no más, por lo que una sesión de ejercicios pasa relativamente rápido en caso de que tengamos mucha resistencia en comenzar. Es bueno recordar que no es necesario ser un atleta, pues cuando nos referimos a cualquier actividad física no tienen que ser necesariamente ejercicios exhaustivos, además de que el ayuno intermitente se encuentra para ayudar precisamente en la parte más medular y fundamental de cualquier estilo de vida sano: la alimentación.

Lo mejor que podemos recomendar es que los lectores adopten el ejercicio de forma consciente en la rutina diaria.

El ejercicio y el ayuno

Una de las tantas cosas que caracteriza al ayuno intermitente es el hecho de que aporta una serie de beneficios similares a los que tendríamos si hiciéramos actividades físicas de manera regular, como si de una simulación de efectos se tratase. Bajo este orden de ideas, es normal que digamos que, lógicamente, si ambos por separados representan un beneficio similar, si los juntásemos obtendríamos el doble de beneficios, ¿qué tan cierto es esto? Pues, francamente, es totalmente cierto y es precisamente lo que se busca hacer, aunque no es ni excluyente ni obligatorio hacerlo de esta manera. Sin embargo, el acompañar el ayuno intermitente con ejercicio físico regular favorece a una aparición más temprana de los beneficios que ya hemos descrito anteriormente.

Así, los beneficios que tiene el emparejar el ejercicio físico con el ayuno intermitente son:

• Optimización de la función mitocondrial. Sí, exactamente nos referimos a una mejora en las funciones de nuestras células. Para quienes no estén familiarizados con el término, la mitocondria es una parte de las células que se encarga de generar la energía química necesaria para generar reacciones bioquímicas dentro de la célula y entre otras células. Una mejora en la función mitocondrial significa que las células son más duraderas y resistentes, por lo tanto, son mas resistentes a enfermarse o a morir por desgaste; de lo contario, si la función mitocondrial de nuestras células se encuentra perturbadas o directamente están funcionando mal, una de las consecuencias es que puede causar muerte celular en cualquier órgano de nuestro cuerpo -incluido nuestro cerebro- que son antecesores de enfermedades crónicas. Así, el ayuno intermitente empleado en conjunto con ejercicio físico ayuda a, de cierta forma, prevenir enfermedades importantes.

• Optimización del metabolismo. En referencia específicamente a la sensibilidad de la insulina, pues mejora el transporte y la distribución de energía en todo el organismo. Esta optimización ocurre tanto en el ejercicio como en el ayuno intermitente si son adoptados de manera independiente, y no es el resultado de la combinación de ambos. Eso si, sus efectos son mayores si se adoptan en conjunto.

• Optimización del funcionamiento cardíaco por una mayor variabilidad cardíaca, por lo que ayuda a prevenir problemas y deficiencias de este tipo.

• Optimización de la capacidad cognitiva al estimular la regeneración de las células neuronales por parte del ayuno intermitente como del ejercicio físico. Su combinación, de nuevo, obtendrá resultados más rápidos y mejoras. Además, ayuda a la concentración no solo por la mejora de la función cognitiva sino también por la disminución del estrés.

• Activación de microbiotas, las cuales poseen importantes funciones en relación al metabolismo y se encuentran ubicadas en el aparato intestinal. Su activación implica una optimización de la función intestinal, especialmente relevante para las personas que padecen problemas de esta dimensión, sobre todo cuando lo relacionamos directamente con la calidad de la digestión de alimentos, acelerando este proceso y evitando que el cuerpo entre en un estado de letargo debido a los largos períodos de digestión, por lo que optimiza el suministro de energía a la totalidad del organismo.

• Conversión del tejido adiposo blanco. El tejido adiposo blanco se convierte en tejido adiposo marrón, lo que se traduce en que nuestro propio tejido corporal comienza por sí mismo al quemar calorías, ya que el tejido adiposo marrón posee un mayor nivel de mitocondrias que su contraparte.

El rendimiento deportivo

El rendimiento deportivo -o de cualquier otra cosa- alude a la existencia de un parámetro de referencia sobre el cual nos basamos para determinar cuándo el rendimiento deportivo entra en unos valores deseados, los supera o no logra alcanzarlos. Este parámetro de referencia depende muchísimo del objetivo que se esté persiguiendo cuando se mida el rendimiento deportivo, por lo que tiene el potencial de variar mucho dependiendo del objetivo que cada persona tenga en mente. En este sentido, lo que significa es que no debes partirte la cabeza al respecto sobre la manera de llevar tanto tu entrenamiento físico como el ayuno intermitente si eres un individuo cuyo objetivo se basa en hacerlo por hábito y por ocio, hacerlo con el objetivo de mejorar la salud y el bienestar, o por otro lado, si el objetivo es de mejorar la apariencia física. En estos casos, la recomendación genérica consiste en adoptar un ayuno que no exceda las 16 horas, especialmente si se ejecuta un entrenamiento físico con bastante frecuencia; también es recomendable que en los días en los que se tenga un entrenamiento más intenso, como consecuencia de tener una mayor demanda de energía y nutrientes, se acorte el período de ayuno por unas cuantas horas para compensar, con el objetivo de evitar que incremente de manera desproporcionada el déficit calórico y, por lo tanto, no solo dificultar el entrenamiento físico sino realizar cualquier otra actividad que realicemos en nuestra cotidianidad, como consecuencia de las bajas energías.

Esto es motivo suficiente para recordar que todo debe abordarse y adoptarse con moderación, pues que cualquier tipo de exceso o extremo siempre serán malos y pueden tener consecuencias devastadoras en nuestra salud tanto a corto, mediano y largo plazo. Así, a pesar de que realizar tanto el ayuno intermitente como el entrenamiento físico sea un escenario ideal por sus aportes en la aceleración de los resultados de la pérdida de grasa, es importante conseguir los términos en que ambas en conjunto se adecúen a nuestro cuerpo y a nuestra necesidades; lo suficiente como para brindarnos los resultados que deseamos y lo suficiente para no deshacer nuestra salud, aún cuando lo hagamos por el simple objetivo de mejorar nuestra salud o por intereses estéticos. Recordemos que el ejercicio consume una cantidad importante calorías a las cuales nuestro cuerpo aún no se acostumbra cuando comenzamos con un régimen de entrenamiento, por lo que tendremos menos calorías disponibles en ese preciso día que decidamos ejercitarnos. Esto solo aplicaría a ejercicios o entrenamiento de alta intensidad; si hablamos de sus homólogos de menor intensidad, no deberíamos preocuparnos por un gasto calórico superior, ya que no representan un consumo lo suficientemente significativo como para comenzar a tener la prudencia necesaria para evitar un desempeño inferior o algún tipo de debilitamiento excesivo, entre otros tantos síntomas.

Ahora, cuando nos referimos a entrenamientos de alta intensidad que comprenden, por ejemplo, el atletismo, las cosas comienzan a cambiar de manera mucho más significativa. Todo dependerá de qué tanto glucógeno necesite tu cuerpo para una determinada actividad, por lo que debes hacerte esta pregunta para poder diferenciar e identificar aquellas actividades que tienen picos cortos de alta intensidad física u otros de menor intensidad, como el cofting y el patinaje, respectivamente. En el caso de que la actividad física a la que te dediques o deseas dedicarte sea altamente dependiente en el glucógeno o que requiere picos altos de esfuerzo, el hecho de hacer ejercicio durante los períodos de ayuno no trae ninguna diferencia ni beneficio, debido a que tu cuerpo se encuentra privado del combustible que necesita para la explosión de energía que el entrenamiento demanda. En estos casos, es recomendado entrenar en los períodos de ingesta calórica por las razones obvias; mayor disponibilidad de glucógeno en el momento del ejercicio de alta intensidad.

Errores frecuentes

•   En este punto quizá estemos cansados de leerlo, pero también debemos estar cansados de olvidarlo: no tomar la suficiente agua. Existe una creencia errada en la que los períodos de ayuno no se puede consumir aboslutamente nada, excepto el respirar y porque lo hacemos de manera automática. Exceptuando la clara exageración, lo cierto es que el agua no solo sirve fundamentalmente para mantener nuestro hidratado durante los períodos de ayuno evitando que nuestro se descompense, sino que, además, favorece la experiencia de atravesar el ayuno por el tema de que aumenta nuestros niveles de saciedad. Esto es especialmente importante a tener en cuenta porque durante el ayuno es cuando más orina expulsamos, orina que como líquido estamos perdiendo y necesitamos estar reponiendo frecuentemente. De lo contrario, imagina el escenario en el que el cuerpo está perdiendo líquido constantemente y evitas reponer lo que está perdiendo; ¡es como desangrarse y abrir más la herida!

•   Pocos vegetales y fibra. Estos alimentos aparte de contener componentes nutritivos esenciales para una dieta saludable, también favorecen a la saciedad porque tienen mayor volumen mientras aportan la misma cantidad de nutrientes que lo harían otros tipos de alimentos, mientras que la fibra favorece a una digestión adecuada en la cual optimizamos nuestra absorción de nutrientes necesarios que le estamos aportando.

•   Poca y mala distribución de la proteína. La falta de proteína en períodos de ayuno hará que se consuma tanto los carbohidratos, la grasa y la masa muscular, pues este tejido como última instancia es el que utiliza el cuerpo por instinto para surtir de combustible al resto del organismo con el objetivo de mantenernos vivos; lo mismo que decir que comenzamos a entrar en una especie de modo de supervivencia. Si no queremos perder masa muscular, que al final siempre será más difícil recuperarla que conservarla, lo importante es consumir las cantidades apropiadas de proteína sin falta cuando estas correspondan, y distribuirlas de manera apropiada a lo largo del día, pues es contraindicado que se consuma la ingesta diaria de proteína en una sola comida; más bien, se recomienda distribuirla a lo largo de todo el día para promover su fácil absorción y el cuerpo no se saturará de proteínas. Por otro lado, la proteína ayuda a proteger al tejido muscular de tu cuerpo mientras aumenta los niveles de saciedad porque al cuerpo le toma mayor cantidad de tiempo digerirla.

• Pobres hábitos de sueño. Una de las tantas funciones que tiene nuestro cerebro al dormir, es que este genera saciedad por medio de la liberación de hormonas para poder garantizar el descanso completo y profundo de nuestro cuerpo; caso contrario ocurre cuando no dormimos o no dormimos lo suficientemente bien, a falta de estas hormonas, nos causa más apetito estando en vigilia, acompañado además del desgaste energético adicional. El no dormir bien también implica que la pérdida de peso no funcione tan eficientemente como podría, sobre todo por el hecho de que al tener ciertos problemas de descanso y de sueño, no solo perderíamos grasa corporal, sino también perderíamos masa muscular estando en ayuno. Así, aunque logres conseguir una pérdida significativa de peso, es importante identificar - en caso de que se tenga un mal dormir- si constituye una pérdida de la grasa o de la masa corporal.

- Descuido en la ingesta de calorías. El descuido no solo refiere a si consumimos una mayor cantidad de calorías de las que deberíamos, sino también lo contrario, cuando consumimos menos calorías de las que deberíamos. En el primer caso, estamos autosaboteando nuestro propio proceso de pérdida de peso, por lo que resulta en un sin sentido ingerir mayor cantidad calorías de las que estamos quemamos; en el segundo caso, el un déficit de calorías excesivos puede causar graves problemas hormonales y causar malfuncionamiento de distintos órganos de nuestro organismo, llegando a potencialmente generar enfermedades crónicas. En todo caso, todo el proceso se trata de un equilibrio entre la ingesta calórica y el gasto energético, este último ya sea por nuestras actividades diarias, o adicionalmente, al gasto que produce el entrenamiento físico deliberado y consistente.

Plan de alimentación

Usualmente las personas relacionan el plan alimenticio con alguna especie de dieta. Esto es, que se vienen a la mente inmediatamente imágenes de listas de comida, instrucciones, alimentos y una cantidad de reglas inquebrantables. Esto comúnmente es asociado a una fuerte restricción de las cosas que nos gustan, siendo sustituidas por cosas que de entrada ni siquiera nos apetecen o directamente rechazamos, sin que esto sea necesariamente cierto. Para esto, es necesario establecer unas diferencias fundamentales.

Cuando hablamos de las dietas, estas normalmente se constituyen en una adopción por períodos relativamente cortos de tiempo, pues buscan un objetivo en específico que una vez se consigue, ya no es necesario apegarse a ellas (esto no aplica, sin embargo, a pacientes con condiciones crónicas. De ser así, por lo general las dietas constituyen en la restricción específica de alimentos, como las carnes rojas o los camarones en caso de personas alérgicas a ellos, sustituidos por otros tipos de alimentos). Por otro lado, los planes alimenticios no se tratan precisamente de la restricción de alimentos, sino de una estrategia generalizada, flexible y adecuadas a las necesidades y preferencias de cada uno para alcanzar algún objetivo específico a través de ella. El plan constituye, pues, una evaluación amplia sobre el objetivo, los recursos necesarios para alcanzarlos, los recursos disponibles, la serie de metas que se tienen que alcanzar que permitan medir el progreso hacia el objetivo, entre otros. En este sentido, los planes de alimentación constituyen más un estilo de vida que solo unas recetas que pudiésemos encontrar en cualquier otro texto, aunque no por eso éstas dejan de ser necesarias. Por esta razón es que los planes genéricos no son aplicables para todos, pero sí que sirven para dar una idea general del cómo se constituyen y en qué consisten precisamente, para desmitificar los prejuicios que existen sobre ellos y, además, aprovechar las distintas estrategias que estos ofrecen según nuestra situación, necesidades y preferencias.

Los elementos a considerar como factores críticos de éxito para la ejecución efectiva de un plan de alimentación refieren específicamente a aquellos que tengan que ver con la persona, su condición física y su alimentación. Entre estos factores, tenemos:

•   Sexo/género. Hoy en día es de conocimiento de todos que los cuerpos masculinos y femeninos son necesariamente distintos, y por esto, tienen una serie de características particulares que los diferencian hasta el punto de que se tienen que aplicar ciertas estrategias de cierta manera específica dependiendo del sexo de la persona, ya sea que hablemos de la cantidad de dosis de una medicina, de la cantidad de alimentos que se pueden ingerir, de la sensibilidad a cierto tipo de enfermedades, características biopsicosociales, entre otras mas. En el caso del cuerpo de una mujer, cómo esta esta preparada para poder cargar con la reproducción de la vida humana, existen ciertos hábitos alimenticios, costumbres y cambios que tienen un impacto mucho más significativo en la mujer que en el hombre, a veces siendo una diferencia tal que al hombre no le afectaría en ese ámbito mientras que a la mujer la puede afectar significativamente.

•   Edad. Como ya sabemos, personas jóvenes tienen un desempeño totalmente distinto a nuestras personas mucho mayores, e incluso a los ancianos, así como necesidades totalmente distintas. En este sentido, el plan debe estar enfocado según las deficiencias que puedan tener las personas en un rango de edad, cuestión de que se evite perjudicar la salud del individuo o empeorar una situación ya de por si desventajosa.

• Bienestar. Dependiendo del bienestar fisiológico y psicológico de los individuos que se sometan al proceso del ayuno intermitente, se formulará así un plan alimenticio. Estos forman más frecuentemente conocida de los planes de salud, dado que constituyen elementos reconocidos por los individuos como el diagnostico de condiciones médicas crónicas o temporales, discapacidades o insuficiencias particulares de cada individuo, que con frecuencia no se encuentran vinculadas necesariamente a la edad, sino que constituyen estados de salud particulares como consecuencia de malos hábitos, azar, predisposición genética, entre otros. En este campo podemos encontrar, por ejemplo, a las personas intolerantes a la lactosa no se les puede incluir lácteos en el plan, así como en el caso de las personas diabéticas y su problema con la insulina y el azúcar.

• Actividades físicas. Si bien existe un promedio establecido según los distintos rangos de edades sobre cuál es la cantidad de calorías necesarias que debe ingerir un individuo promedio, lo cierto es que estas cantidades pueden variar bastante dependiendo de la actividad física que estos realicen. Estos cambios del promedio generalmente están vinculados a un aumento en la ingesta calórica, pues en el caso de los deportistas o los atletas, estos pueden llegar a consumir el doble de calorías del promedio dependiendo de las exigencias de la actividad que realicen. En estos casos, por ejemplo, hablamos de que existen personas que son capaces de ingerir hasta cuatro mil calorías al día y estas se mantienen totalmente delgadas y sanas. Esto se debe tanto a un metabolismo altamente acelerado, a la edad de la persona, sexo, y claro está, a la actividad física. Para una persona sin actividad física que amerite dicha cantidad de calorías, ese sería el camino más corto a padecer de obesidad mórbida.

• Tipos de alimentación. Este factor surge sobre todo por el auge actual en adoptar estilos de alimentación totalmente distintos a los tradicionales. Nos referimos a las dietas vegetarianas y a las dietas veganas. Una persona que haya adoptado una u otra, así como quienes posean una dieta más tradicional, tendrán planes alimenticios diferencias para que se adecúen a los tipos de alimentación.

• Preferencias de alimentación. Planificar en base a las preferencias y no a la restricción es el primer requisito indispensable para garantizar que nos apeguemos al plan. Busquemos los alimentos que nos gustan, preparados de distintas formas y acompañados de distintos alimentos en distintos platos, de manera en que nos interese más comer esas delicias que lamentarnos por privarnos de ellas.

14 recetas sanas y deliciosas

1. Sanduche para desayunar. Aunque muchas personas le tienen miedo al pan este no debería ser nuestro enemigo, hay que saber escoger el tipo de pan: que no tenga azúcar y que sea lo más integral posible evitando las harinas extra procesadas. Son ideales los de avena y semillas.

   2 rodajas de pan
   2 rodajas de jamón de pavo

1 rodaja de queso de preferencia
2 rodajas de tomate
2 hojas de lechuga
1 cucharada de mostaza
Sal y pimienta

Vamos a tomar el pan y agregar uno a uno los ingredientes a nuestro sanduche, luego cerramos con la otra tapa del pan y envolvemos en papel aluminio o papel para hornear. Lo metemos al horno por unos cinco minutos y quedará un sanduche delicioso.

2. Pudin de chía como desayuno o merienda, fácil, rápido y saludable.

3 cucharaditas de semillas de chía
1 taza de leche de almendras preferiblemente
¼ de cucharada de canela en polvo
1 cucharada de miel
2 cucharadas de frutas picadas de preferencia

Mezclaremos en un vaso la chía y la leche, cuando esté bien integrado añadimos la canela y la miel y continuamos mezclando con un tenedor o cucharilla cualquiera. Métela en la nevera y deja reposar al menos 6 horas. Esta mezcla puede durar hasta tres días y las cantidades indicadas sirven para una porción. Luego de pasado el tiempo necesario le agregas las frutas picadas por encima y listo ¡delicioso!

3. Pizza de coliflor, un plato ideal para darse un atojo pero no pasarse de la línea.

Para la masa:
500g de coliflor
3 rodajas de queso mozzarella rallado
1 huevo
Ajo en polvo al gusto
Sal y pimienta al gusto
Rallaremos la coliflor o la trituraremos en la batidora. Cuando tengamos la coliflor en trozos bien pequeños, mezclaremos con el huevo y el queso. Este paso será mejor hacerlo con la mano ya que requerirá más destreza. Se ira formando una masa dura y comenzaremos a agregar las especias. Si ves que está quedando muy dura y poco moldeable agrégale un poco de agua o leche de almendras. Luego la amasaremos sobre un refractario. Le daremos la forma y el grosor que queramos para crear la base de la pizza y ahora solo hay que meterla al horno por unos 15 a 20 minutos.

Para los toppins puedes ocupar cualquiera de tu preferencia, nosotros dejaremos una idea para que te inspires:

1 taza de salsa para pizza o salsa de tomate casera
2 lonjas de queso mozzarella rallado
2 lonjas de jamón en tiras
½ taza de champiñones cortados
¼ taza de maíz cocido

El toppin se lo puedes agregar una vez la masa tenga unos 10 minutos dentro del horno, así dejarás que se solidifique pero agregaras los toppins en el momento ideal para que todo se cocine en conjunto y agarre un sabor ideal.

4. Ensalada de pimentones, una comida muy diferente que seguro te cambiará el día.

4 pimentones rojos grandes. O un bote de pimientos asados.
1 huevo
½ cebolla
Aceite de oliva
Sal y pimienta al gusto

Vamos a limpiar bien los pimientos, los colocamos en un refractario con aceite, sal y pimienta por encima, Los metemos en el horno durante unos 40 minutos a 200c. Cuando estén listo sácalos del horno y cúbrelos con un papel film. Déjalos reposar hasta que enfríen un poco y luego deberás pelarlos. Picas la cebolla y unificas con sal y pimienta.

El huevo lo vas a hervir hasta que esté bien cocido, le quitarás la cascara y lo cortaras en trozos, añadir esto por encima a los pimientos con cebolla y listo, una ensalada muy diferente para acompañar.

5. Guacamole, este es el acompañante de muchos platos y un snack delicioso. Esta será sin duda la receta más fácil de todas

1 aguacate grande
1/2 taza de jugo de limón
½ taza de tomate troceado
¼ taza de cebolla picada

1 cucharada de cilantro picado

Quitamos la pulpa del aguacate y la trituramos con una cuchara o tenedor, cuando nos quede una masa homogénea agregamos los demás ingredientes y mezclamos bien. Añadimos aceite de olvida y salpimentamos a gusto. ¡Muy rápido!

6. Tortilla de brócoli al horno: ideal para comer de una forma diferente y deliciosa aquellos vegetales que no nos gustan tanto.

1 brócoli
1 vegetales de hojas verdes
1 puñado de vainitas
1 pimentón
100g de pechuga de pollo
100g de carne para bistec
100g de queso mozzarella
Sal, pimienta y saborizantes a gusto

Lo primero que vamos a hacer es picar las vainitas y el pimentón en trozos pequeños, al igual que la carne y el pollo. El brócoli lo vamos a trocear en pequeños arboles dejando un poco de tallo.

Cocinamos en una sartén con un leve chorrito de aceite el pollo y la carne, agregamos sal y pimienta. Cuando esto esté cocido vamos a añadir los vegetales incluyendo las hojas verdes. Salteamos unos minutos hasta que todo de vea un poco doradito y retiramos de la sartén.

En un refractario verteremos nuestro salteado de vegetales con carne y pollo, por encima colocaremos trocitos de queso y saborizaremos a gusto. Metemos en el horno precalentado y en 30 minutos tendremos una tortilla de vegetales deliciosa.

7. Quinoa con vegetales: una opción diferente que añade este nuevo alimento al menú semanal.

200g de quinoa
½ berenjena
½ calabacín
½ cebolla

Primero comenzaremos con la preparación de la quinoa. Antes de cocinarla es ideal lavarla con un poco de agua natural, así quitamos cualquier residuo de saponina, una sustancia que recubre la quinoa y que ingerida en grandes cantidades llega a ser tóxica. Luego de esto para lograr un mejor sabor y textura se tuesta sobre una sartén por unos tres a cinco minutos, esto además ayuda a eliminar la humedad adquirida al lavarla. Ahora sí a cocinarla: en una olla añade la quinoa con un poco de sal y, por cada porción de quinoa pondrás 1 y ½ de agua. Tapamos a fuego lento por 15 a 20 minutos. ¡Lista la quinoa!

Ahora los vegetales, los troceamos en cuadrados medianos y los salteamos en la sartén con sal y pimienta al gusto, esto por unos 10 minutos hasta que los veamos suaves, retiramos de la sartén y mezclamos con la quinoa y está listo nuestro platillo.

8. Arroz de coliflor con camarones al ajo: para esta primera receta vamos a necesitar ingredientes muy básicos:

½ coliflor

1 taza de camarones

1 diente de ajo

1 cucharadita de perejil

½ cucharadita de aceite

Vamos a quitarle el tallo a la coliflor, luego lo dejaremos hervir unos 10 minutos en agua caliente. Una vez tengamos estos rallaremos el árbol con un rallador de queso. Nos quedará unos grumos similares a los granos de arroz. Agregaremos la coliflor a una sartén rociada con un poco de aceite, le aplicaremos sal, pimienta y perejil al gusto. Removeremos por unos cinco minutos hasta que la coliflor esté levemente dorada. Retiramos y servimos.

Para los camarones vamos a rociar un poco de aceite sobre la sartén, colocando el ajo bien picado hasta que esté bien dorado. Luego sobre el sofrito se verterán los camarones hasta que estén cocidos, aproximadamente unos diez minutos. ¡Listo!

9. Vainitas con tocino y pollo. Al igual que la anterior, los ingredientes son pocos y la preparación es sumamente simple:

100g de tocineta.

1 lata de vainitas en agua.

200g de pechuga de pollo.

En una sartén vamos a colocar la tocineta picada en trozos delgados y pequeños. No hará falta colocar aceite ya que la misma grasa del tocino podrá cocinarlo. Cuando veamos que la grasa está expulsándose agregamos el pollo picado en tiras finas, agregaos sal y pimienta al gusto o cualquier otro sazonador de preferencia. Removemos para que no se pegue hasta que el pollo esté cocido. Luego agregaremos las vainitas y continuaremos removiendo por un par de minutos más iy listo!

10. Arroz a la cubana: para esta receta vamos a usar el arroz de coliflor como sustituto y a cocinar una salsa roja estupenda:

2 tomates pelados (en lata o natural)

2 dientes de ajo

¼ pimentón rojo

1 huevo

1/2 coliflor

Sal y pimienta

Comenzamos haciendo la salsa, los tomates los trituraremos hasta tener una salsa consistente, recuerda que no deben tener piel y al momento de triturarlos, si no están en lata, debes hervirlos previamente hasta que estén un poco flojos. Picamos el ajo en trozos pequeños al igual que el pimentón y colocamos sobre la sartén con un poco de aceite, hacemos el sofrito y luego agregamos la salsa y dejamos cocinar unos quince minutos, agregando sal, pimienta y sazonadores a gusto. Para el arroz de coliflor recordemos que debemos quitar el tallo, hervir la coliflor y luego rallar la parte del árbol. Freímos un huevo con muy poco aceite, puedes quitarle la yema si no quieres consumir tantas grasas ¡y listo!

11. Vinagreta con vegetales: para esta receta vamos a comer muchos más vegetales, con ingredientes sencillos y fácil de cocinar:

½ pimentón rojo

½ pimentón amarillo

1 cebolla

1 cucharada de vinagre de vino

1 chuchara de aceite de oliva

1 taza de brócoli

1 taza de espárragos

Para hacer la vinagreta picaremos la cebolla y los dos tipos de pimentón en cuadrados pequeños, las colocaremos en un bowl y allí agregaremos una o dos cucharadas de vinagre y una o dos cucharadas de aceite de oliva, sal y pimienta a gusto y dejaremos reposar unos 20 minutos en la nevera. Para los vegetales solo picaremos en trozos y los meteremos al horno unos 20 minutos con sal y pimienta a gusto. ¡Delicioso!

12. Pechugas de pollo rellenas: una receta muy rápida y deliciosa.

½ cebolla

1 diente de ajo

½ pimentón

300g de pechuga de pollo

1 cucharada de cebollín

2 setas de queso mozzarella.

Picamos la cebolla, el pimentón y el ajo, salteamos en la sartén hasta que esté dorado y blando. La pechuga la picamos por la mitad, dejamos una abertura en el centro de modo tal que coloquemos los vegetales dentro, como una especie de bolsillo. Colocamos las pechugas crudas y ya rellenas en un refractario y añadimos por encima, sal, pimiento, cebollín picado y un trozo de queso mozzarella. Metemos al horno unos 30 minutos y ¡a comer! Una receta muy jugosa y rápida.

13. Carne de berenjena con puré de papas.

1 berenjena

½ pimentón

1 cebolla

1 diente de ajo

1 papa

1 cucharada de aceite de olvida

1 chorro de leche descremada o de almendras.

Vamos a picar la cebolla, el pimentón, el ajo y la berenjena en tamaños iguales. Saltearemos en el sartén con los sazonadores de preferencia y luego agregaremos dos cucharadas soperas de la salsa roja que preparamos en las recetas anteriores. Para el puré de papa deberás hervir la papa y luego triturarla con un chorro de aceite y un chorro de leche de tu preferencia, agregas sal y listo.

14. Ensalada de anchoas.

100g de anchoas

Tomates Cherry

Queso mozzarella

Canónigos.

½ aguacate

En un bowl colocamos una cama de canónigos o cualquier otra hoja verde de preferencia. Picamos los tomares Cherry por la mitad, las anchoas, el aguacate y cuadrados de queso. Mezclamos todo con sal, pimienta y aceite de olvida y ¡deliciosa! Una ensalada fresca.

Planes alimenticios

La manutención del peso deseado una vez llegamos a la meta tiene una serie de falsas creencias que generan malestar en las personas que hacen cualquier tipo de dieta o aplican una estrategia para ello. Esta falsa creencia consiste, básicamente, en que el mantenerse en el peso deseado implica no bajar ni aumentar de peso en lo absoluto por períodos prolongados de tiempo, y esto no es así. Lo que en realidad sucede, es que muchas personas bajan y/o suben de peso simultánea y continuamente en este proceso de mantenimiento, puesto que para llegar a sostenerse en el mismo peso es necesario consumir la cantidad de calorías exactas que nuestro cuerpo necesita o entrar en un estado de déficit calórico con una diferencia bastante mínima. Dicho esto, lo que hay que entender que es el mantenimiento del peso no se trata de una cuestión absoluta ni estática; cuando nos referimos a mantener el peso, se refiere a que éste se encuentre en un rango de peso saludable con un límite superior y un límite inferior, puesto que las variaciones pequeñas de peso son una consecuencia totalmente natural en nuestro cuerpo, por lo que no debe generar ningún tipo de alarma ni conflicto.

Una de las principales ventajas de este plan alimenticio es la flexibilidad que nos otorga, puesto que permite consumir una mayor gama y variedad de alimentos siempre y cuando se mantenga dentro del límite adecuado, contrario a los planes para bajar de peso que suelen ser muy restrictivos en distintos aspectos. Sin embargo, la flexibilidad no implica caos, por lo que hay que tener una serie de lineamientos que guíen un comportamiento flexiblemente adecuado.

En los almuerzos resulta apropiado consumir pasta y arroz integrales -idealmente - en porciones moderadas, aunque no son excluyentes: la pasta y arroz normales también deben tener porciones moderadas en caso de que optemos por ellos. La flexibilidad permite agregar una serie de condimentos adicionales, pero pocos en su totalidad, dejando espacio para poder consumir algún tipo de salsa de vez en cuando. Ahora, el consumo de quesos es algo que debe tener lugar de manera sumamente moderada debido a su alto contenido calórico. Se podrá consumir bajo cierta regularidad teniendo en cuenta la cantidad consumida, pero el escenario más apropiado para el mantenimiento de peso es el consumo de quesos como la mozzarella, que no poseen carbohidratos y favorecen a nuestro objetivo.

Con respecto a, quizá, el mayor enemigo de todo plan o estrategia para mantener y/o bajar de peso: las frituras. No podemos negar que las frituras pueden llegar a ser extremadamente deliciosas a pesar de la cantidad de grasas que estas poseen, por lo que deberían estar prohibidos en su totalidad. Sin embargo, somos seremos humanos y eso lo entendemos, así que tratemos de hacer lo mejor con lo que tenemos. Como el plan de manutención de peso es bastante flexible, esto nos da la suficiente libertad como para consumir frituras, pero, a diferencia del queso, tienen que ser todavía más moderadas y de una frecuencia todavía menor. Esto se debe a que quizá un día de frituras no hará que aumentemos de peso inmediatamente, pero como pueden llegar ser tan sabrosas y nosotros tan débiles, podemos terminar comiéndolas durante varios días, sin mencionar las repercusiones que estos tienen en la salud.

En las cenas se buscan alimentos bastante ligeros por el tema del horario, por lo que alimentos como las harinas o los almidones deberían ser evitados a toda costa, con un cierto margen de "error" al consumirlos con extrema discreción, pues recordemos que, si un día se decidió comer fritura, lo mejor sería evitar harinas o almidones en ese mismo día, por lo que cualquiera de estas excepciones puntuales no debe ser excluyentes de la otra. Las calorías siguen siendo calorías, sin importar su forma o presentación.

Como podemos darnos cuentas, estos planes sirven más como una especie de lineamientos o directrices que permitan darle algo de sentido a toda la cantidad de cosas que puedes hacer para bajar de peso o para mantenerlo. Hablamos de que no son una guía detallada que debes seguir paso a paso, sino de ideas algo genéricas para tener un concepto amplio pero bastante aproximado al cómo se debería abordar las comidas, según las necesidades de cada lector. Estas necesidades y los planes que emergen teniéndolos en cuenta deben obedecer a una serie de factores ya mencionados, pues cada cuerpo es un universo de células en sí mismo y necesitan de las estrategias más adecuadas según cada una de sus particularidades

Recomendaciones para garantizar el éxito del ayuno intermitente

• El consumo de agua debe estar dentro de las primeras tres prioridades que debes tener mientras adoptes el ayuno intermitente. El papel principal que el agua tiene en todo este proceso es el hecho de que ayuda a bajar los niveles de ansiedad por comer; dicho de otra forma, aumenta la saciedad cuando ingerimos alimentos. Esto es especialmente importante por el hecho de que, como ya desglosamos y explicamos en un capítulo dedicado exclusivamente al papel del agua en el ayuno intermitente, en un inicio nuestro cuerpo y mente nos traicionará constantemente para hacernos consumir carbohidratos.

• Las infusiones de limón son fundamentales para promover la desintoxicación al ayudar a tu organismo a alcalinizarse, además de servir como un excelente diurético.

• Los momentos para comer son LOS momentos para comer. Esto significa que cada vez que vayamos a por nuestro plato del día, es importante que nos concentremos simplemente en el plato y en el acto de comer, evitando cualquier tipo de distracción que haga que la mente coloque la acción de comer en segundo plano: el acto de comer siempre tiene que estar en primer plano en nuestra mente, porque de lo contrario, aparte de no disfrutar del plato en su totalidad, nos sentiremos insatisfechos y tendremos el impulso de comer más de lo que deberíamos, por lo cual su consecuencia más frecuentemente es que nos de ganas de comer al poco rato de haber terminado nuestro plato, sino es que inmediatamente.

• Así como debemos concentrarnos en la comida, es importante también comer a un paso ralentizado y sin estrés. Comer aceleradamente no le da chance a nuestro cuerpo de entender e identificar qué es lo que está comiendo, cuándo empezó a comer y hasta cual punto terminó. Hacer lo contrario y, de igual manera, no nos sentiremos satisfechos, lo que nos causará tener mayor apetito innecesario inmediatamente después.

• Ahora, el hecho de que evitemos sabotear nuestra saciedad no significa que debamos satanizar el hecho de sentir hambre. Al contrario, parte de la premisa del ayuno intermitente es el permitirnos sentir hambre para que el cuerpo ingiera alimentos cuando realmente lo necesite y no como consecuencia de una alteración de nuestra saciedad por malos hábitos. Sin embargo, tampoco debemos llegar al punto en el que comenzamos a sentir malestares como una debilidad general en nuestro cuerpo, así como tampoco compensarlo por atracones de comida.

• Uno de los factores claves del ayuno intermitente es la consistencia. Por lo tanto, la diversidad de alimentos es importante para mantenernos motivados y de disfrutar el proceso. Si se da el caso de que alguna comida no te gusta, siéntete libre de dejarlo y no te sobre esfuerces; de lo contrario, puede generar mucha frustración y hacer que abandones el régimen alimenticio. Deberás indagar lo suficiente para llegar a ese punto ideal en el que tengas una variedad de alimentos que realmente sean afines a tus preferencias y te generen satisfacción.

Conclusión Ayuno Intermitente

Todas las herramientas y estrategias revisadas y explicadas en este texto servirán para hacer una deliberación más prudente y más efectiva al momento de adoptar el ayuno intermitente como un hábito alimenticio, basándose y respetando en tu forma de ser, en tu experiencia, en las condiciones en las que te encuentres -ya sea a nivel de salud, edad, vida laboral, profesional, etc- y en tus preferencias. El objetivo de este texto no es pretender convencer a sus lectores de adoptar estilos de vidas que puedan resultar antagónicos a la persona o simplemente no se encuentran dentro de su radar de interés. En base a esta premisa, se hace una evaluación bastante amplia sobre las implicaciones que tiene el adoptar el ayuno intermitente, tanto en sus beneficios como en sus desventajas.

En este sentido, pudimos evidenciar que el ayuno intermitente posee beneficios altamente deseados y efectivos para el control de la insulina, que tiene como consecuencia además ayudar al adelgazamiento, pérdida de grasa y ayudarnos a mejorar la estética de nuestro cuerpo, sin mencionar también que fomenta una mejora en la digestión de alimentos. Sin embargo, no todo es color de rosa, por lo que también existen riesgos y contraindicaciones que hay que conocer y respetar con cabalidad.

La creciente adopción y práctica normalizada del ayuno intermitente ha hecho que los especialistas le presten más atención desde un punto de vista científico, lo cual ha ayudado a dismitificar muchas de las concepciones previas que se tenían sobre esta práctica al elabora una base fundamentalmente científica a partir de la cual comprender y abordar el tema del ayuno intermitente. Esto ha hecho que cada vez más nutricionistas y científicos se interesen por el tema, lo que contribuye a un mayor avance en investigaciones que permiten llevar a la práctica todavía más allá. El aporte científico hace que sea más meticuloso su abordaje lo que hace precisar con el paso del tiempo, nuevas ventajas y desventajas que solo se hacen evidentes con el paso de los años en aquellos individuos en los que han decidido adoptar permanentemente el ayuno intermitente como estilo de vida. Dado el carácter científico, investigativo e importante para la salud de las personas el hecho de que se haya avanzado los estudios sobre el ayuno intermitente, instamos a nuestros lectores que busquen mantenerse al día con las nuevas publicaciones que se hacen al respecto consultando fuentes de información confiables y verificadas que le dan legitimidad a la información científica que están revisando.

El cuidado de la salud es una tarea por demás primordial, pues es nuestro soporte de vida y para hacer cualquier otra cosa que se nos ocurra. Teniendo esto en cuenta, es importante priorizarnos a nosotros mismos por delante de todas las cosas en cuestión de salud, tanto en nosotros a nivel mental como a nivel corporal, por lo que deberíamos alejarnos de esas creencias nocivas que rodean los ideales de bellezas que se instauran en nuestras sociedades que, eventualmente, son capaces de empeorar nuestra salud mental con condiciones que pueden a llegar ser bastante difíciles de curar, o de si quiera abordar: la prevención es el mejor dispositivo y mecanismo para una salud plena y longeva. Así, recomendamos ampliamente entender que opciones como el ayuno intermitente aparecen y son desarrolladas a lo largo del tiempo por la necesidad de las personas de ver resultados prontos y tener le certidumbre de que sus esfuerzos están rindiendo frutos, quitando un peso de nuestros hombros y evitando la acumulación o la generación de estrés innecesarios, que muchas veces derivan en comportamientos como contar cada una de las calorías que se ingieren de manera obsesiva. Esto ha hecho que el ayuno intermitente sea una opción que trae también bienestar a nuestra salud mental, sin mencionar, evidentemente, los beneficios que trae a nuestros cuerpos.

Introducción Ayuno Consciente

El ayuno en diferentes culturas

El ayuno es una práctica que la humanidad ha llevado a cabo a lo largo de la historia. Las diferentes culturas y civilizaciones antiguas suelen asociar esta práctica con lo espiritual, el control emocional y el bienestar del alma. Su uso varía según la región, el tipo de ayuno o la intención del ayunante, pero de todo esto vamos a hablar más adelante.

Es importante aclarar que, a lo largo de estas páginas, se hablará sobre el ayuno de forma totalmente voluntaria y sana. Este texto no promueve ningún tipo de trastorno alimenticio o maltrato físico contra otras personas a través de la prohibición de la ingesta de alimentos. La intención de este texto es informar al público interesado en el tema del ayuno consciente y de los beneficios que esta práctica atrae hacia el individuo.

Para conocer y comprender mejor el uso del ayuno en las culturas y religiones, podríamos comenzar hablando sobre los dos ejemplos más notorios de la actualidad: el *Ramadán* musulmán; y el *Upavasa*, proveniente del hinduismo.

El *Ramadán* es una festividad musulmana que celebra la descensión del cielo a la tierra de la palabra de Dios: el *Corán*. Durante este periodo de tiempo las puertas del cielo se abren, esto ocurre durante el noveno mes del calendario lunar musulmán. Durante este mes y con las puertas del cielo abiertas, los riesgos y oraciones son escuchadas más fácilmente. Esta fecha está determinada por la coincidencia de la luna creciente *Hilal* y la luna nueva astronómica. Se cree que durante esa fecha el Corán fue revelado al Profeta Mahoma.

El ayuno indicado entonces para esta festividad es de aproximadamente 28 a 31 días, un mes entero. Pero, ¿por qué? ¿cuál es el propósito de la abstinencia total de alimentos?

Para poder recibir las bendiciones del *Ramadán,* los hombres y mujeres sanos, al igual que los jóvenes, deberán realizar un ayuno estricto para recibir las bendiciones y formar parte de la observación. Es importante resaltar que no se les exige esta práctica a las personas que por salud o edad no puedan abstenerse de alimentos. Durante este largo periodo de ayuno, los creyentes deberán llevar a cabo un largo proceso de introspección, devoción y rememoración a Dios. Este tiempo es para reflexionar y acercarse aún más al camino religioso, dejando de lado las distracciones corpóreas y terrenales como lo es, sin duda, el alimento.

En el *Upavasa* es una práctica que busca "la vivencia más cercana a Dios" es decir, el propósito principal de esta práctica es vivir en la constante cercanía con Dios, de esta forma, afirman que su atributo de Eterno Absoluto Universal pasa a los creyentes y practicantes.

Podemos notar aquí varias grandes diferencias entre los dos ayunos, si bien ambos tienen como vehículo la religión, sus prácticas y la forma de comprenderlo son bastantes diferentes. El Ramadán busca una escucha y una reflexión sobre sí mismos, mientras que el Upavasa busca una cercanía más prolongada y quiere obtener, en lo posible, la semejanza a Dios.

Algo en lo que coinciden ambas prácticas es aceptar lo destructivo que tiende a ser el consumo de alimentos. A lo largo de la historia hemos visto cómo la comida se ha ido transformando cada vez más. Ha pasado de ser una necesidad natural de saciar el hambre para obtener energía, a ser una simple satisfacción de deseo y gula. La humanidad se está llenando de miles de tipos de alimentos poco saludables y tratados químicamente, que nos están llevando a la adicción y al incremento de la necesidad de un placer vacío.

Otro de los grandes ejemplos que tenemos del ayuno en las sociedades y religiones de la actualidad, es el famoso ayuno del budismo *Mahayana*, cuyo propósito es purificarse del karma negativo.

Esta actitud del budismo busca la iluminación para sí y para las personas que los rodean, es uno de los movimientos que nacen en contra de la mala interpretación de las palabras de buda, y es una de las más importantes dentro del budismo. Las personas que lleguen a alcanzar la iluminación o la liberación a través del Mahayana son llamados Buda o Iluminados.

Otra famosa práctica relacionada con la alimentación la podemos observar dentro del budismo *Zen*, que busca cuidarse de los excesos que hacen daños tanto al individuo como a los que los rodean.

Es importante para esta creencia no dejarse caer en los excesos que traen consigo sufrimiento: sustancias tóxicas, las comida, el alcohol y muchas otras cosas. Cuando dejamos que la mente y el cuerpo caigan en un juego de excesos, le damos el control de nuestra mente y emociones a un ente externo que, en algún punto, nos traerá sufrimiento y caos.

En la práctica del budismo zen se sigue la enseñanza del *Dhutanga* -renunciación- que consta en 13 prácticas que buscan la disciplina y el autocontrol. Entre estas trece prácticas, cuatro están relacionadas con la moderación del alimento y una buena relación de no dependencia con él. Aunque no es considerado un ayuno absoluto, si es verdad que se promueve una disminución de los alimentos y de un desprendimiento de ellos.

Importante también es conocer que estas no son las únicas religiones que hablan sobre este tema, también está presente en el judaísmo y el cristianismo.

Como podemos ver, el ayuno y la restricción alimenticia estricta tiene varios propósitos según la religión y la intención de cada individuo, pero algo en lo que se ha coincidido de forma histórica es considerar a la comida y su exceso como un distractor crucial para la vida espiritual sana del individuo, y si se quiere, de la cercanía con Dios.

¿Es el ayuno terapéutico?

1. Qué es el ayuno

Es común que las personas crean saber lo que es el ayuno y realmente no tengan una idea muy clara. Cuando te preguntan, ¿qué es para ti ayunar? Muchas personas responden: comer poco, no comer en la noche, tomar jugos o incluso algunos creen que es no ingerir absolutamente nada, incluyendo agua. Todas estas afirmaciones anteriores están erradas. ¿Por qué?

El ayuno es la anulación de la ingesta de alimentos tanto sólidos como líquidos, excluyendo de esto el agua, ya que ella activa el sistema digestivo, por lo cual no se considera como un alimento en realidad. ¿cuánto tiempo debe pasar para que el cuerpo considere que está en ayuno? ¿un día, un mes? No, el cuerpo se reconocerá en ayuno luego de estar ocho horas sin recibir alimentos.

Es muy común asistir a consultas médicas a las que se deben "Ir en ayunas" pero eso no quiere decir que no vas a comer durante seis días, sencillamente significa que no vas a desayunar o no vas ingerir algo desde la noche anterior.

Existen muchos mitos alrededor del ayuno y de cómo nos afecta al cuerpo, la realidad es que no todos son ciertos y muchos no son enteramente reales. A continuación, hablaremos de ello.

El cuerpo y el proceso de ayuno

En internet colocamos en nuestro buscador la palabra **ayuno** y nos podemos encontrar con cientos de búsquedas y páginas web que nos hablan maravillas y nos enumeran los cientos de miles de beneficios, y otras que hablan horrores y aseguran que es la práctica más desnaturalizada que podemos realizar. La realidad es mas o menos así: el mundo está dividido y muchas personas aún no saben si amar u odiar la práctica del ayuno. Sin embargo, los beneficios existen y hay que aprender a tomarlos para nosotros mismos sin llegar a extremos que no somos capaces de controlar.

Las personas se asustan, y es natural, cuando alguien dice que hará un ayuno. Suelen imaginarse a esa persona meditando en un campo alejado y pasando cien días sin comer. No todos los cuerpos, y mentes están preparados para soportar aquella inanición y está totalmente bien. Lo primero que hay que hacer para comprender el ayuno, y enteramente el ayuno consciente, es quitarse los prejuicios y tener la mente abierta.

Antes de hablar sobre lo que ocurre con nuestro cuerpo al momento de ayunar, es importante saber qué le pasa cuando ingerimos alimentos.

Proceso digestivo

Todos conocemos el sistema digestivo, se sabe que los alimentos pasan por diferentes etapas en nuestro organismo para que los nutrientes puedan ser absorbidos y luego desechado lo inservible. También se sabe que durante este proceso puede haber complicaciones que causen irritación o malestar. Pero, ¿realmente se tiene conciencia de lo que le pasa a la comida en el cuerpo?

La digestión consta de dos procesos fundamentales, el químico y el mecánico. Cuando nos referimos al proceso mecánico es aquel con el cual estamos familiarizados la mayoría: la humectación de la comida con la saliva, el proceso de masticación, la deglución (ingesta), la perístasis (transporte de los alimentos por los tractos digestivos) y la defecación.

El proceso químico, al igual que el mecánico, comienza con el contacto que tiene el alimento con la saliva. Esta posee enzimas que hidrolizan el almidón, es en ese momento donde la química comienza a funcionar. Cuando los alimentos llegan al estómago se mezclan con jugos gástricos y ácido clorhídrico, la permanencia de esta mezcla llamada quimo tiene un tiempo estimado de dos a cinco horas dependiendo del alimento ingerido, por ejemplo: las grasas permanecen más tiempo en el sistema mientras que los hidratos de carbono desaparecen rápido.

Pasando al intestino delgado, tenemos el proceso más importante de absorción. Aquí ocurre otra mezcla química, esta vez con la bilis, el jugo pancreático e intestinales. Es en este momento donde las moléculas más complejas del alimento se rompen para crear moléculas sencillas que puedan ser absorbidas fácilmente.

Finalmente, en el intestino grueso aquello que no ha podido ser digerido es fermentado por bacterias, aunque podría también darse aquí la absorción de ciertas vitaminas como la B. Por último, los deshechos son expulsados.

El metabolismo y el alimento

Cuando ingerimos alimentos y el cuerpo realiza su proceso digestivo, también estamos metabolizando. Es decir, creando energía a partir de la ingesta de estos alimentos. La comida que consumimos tiene como propósito darnos energía para que nuestro cuerpo y órganos sigan en funcionamiento. Cuando ingerimos la comida necesaria y adecuada para llevar a cabo el proceso metabólico nuestro cuerpo reacciona de forma positiva: se mantiene con energía, funciona adecuadamente y suele mantenerse sano por sí mismo, atacando agentes externos.

Sin embargo, cuando hay un exceso de alimento, el cuerpo comienza, por decirlo así, a colapsar. Cuando estamos constantemente ingiriendo alimentos nuestro sistema digestivo no para de trabajar, y aunque esto pueda parecer positivo, no lo es. Estamos sobre exigiéndole al cuerpo realizar una función que le toma mucha energía y mucho tiempo. Veámoslo así:

Si el cuerpo tarda en digerir una comida tres horas, y decidimos comer cada cuatro horas, solo le damos de descanso al cuerpo un intervalo de una hora o menos antes de volver a exigirle un proceso complejo.

Pero, ¿qué pasa cuándo dejamos de ingerir alimentos por un tiempo considerable?, unas ocho horas o más.

Uno de los miedos más comunes es que el cuerpo se quede sin energía para funcionar, los órganos comiencen a fallar y muere. Pero no hay que ser extremistas, esta visión solo es real cuando la enfocamos en ayunos extremos y descuidados de supervisión.

Cuando entramos en ayuno, el cuerpo busca otros métodos para generar la energía que necesita para funcionar, la principal forma que tiene el cuerpo de crear energía a partir de sí mismo es: la cetosis.

Regularmente, nuestro cuerpo utiliza los hidratos de carbono de nuestra dieta para generar la mayoría de la energía que usamos diariamente. Cuando privamos al cuerpo de esta y de toda ingesta, el cuerpo comienza a transformar las cetonas en fuente de energía para el cuerpo. Pero, ¿qué son las cetonas? es el tejido adiposo. Esto significa que tenemos el primer beneficio del ayuno para el cuerpo y para las personas que buscan adelgazar o mantenerse en forma: el ayuno ayuda a eliminar la grasa acumulada usándola como fuente de energía del cuerpo.

Este no es el único beneficio que tiene el ayuno en nuestro cuerpo, pero de esto hablaremos más adelante.

2. Etapas del ayuno

Cuando hablamos de la cetosis, es crucial conocer la cantidad de tiempo que se debe estar en ayunas para lograr entrar en este estado. El cuerpo comienza a utilizar las cetonas como energía a partir de estar catorce horas sin la ingesta de alimentos sólidos o líquidos, exceptuando claro está, el agua.

Algo a tener en cuenta que dentro de las horas de ayuno se admite cualquier tiempo durante el cual no consumas alimentos, es decir, mientras se está durmiendo también se lleva a cabo el proceso de ayuno, por lo cual si se organiza de forma adecuada puedes llegar a tolerar un ayuno prolongado de catorce o más horas.

Si duermes las ocho horas recomendadas, restarán mínimo seis horas más de ayuno para obtener el beneficio de la cetosis. Cuando hablamos de ayunos cortos como este, no existen etapas demasiado demarcadas por las que el cuerpo y la mente pasen. Sin embargo, se podría notar lo siguiente:

- Entre las primeras ocho o diez horas de ayuno puedes sentir sensación de hambre intensa, sin ningún otro malestar físico.
- De las diez a las doce horas es posible sentir una disminución del apetito, aunque se sentirá debilidad corporal y quizás un poco de fatiga o cansancio.
- De las doce horas hasta las catorce, lo más probable es que vuelva la sensación de hambre y un incremento considerable de malestares como dolor de cabeza y mareo.

Este proceso cambia según la persona y la tolerancia que presente a este tipo de alimentación, por lo general toma un par de semanas de adaptación para que sea más fácil de sobrellevar.

Cuando el ayuno es más prolongado podemos distinguir etapas mucho más marcadas y específicas que incluyen cambios emocionales:

Día 1 a 3: El nivel de azúcar en sangre cae drásticamente, lo que produce altos niveles de estrés para aquellas personas allegadas al dulce y a la glucosa. Se presenta mucha ansiedad y sensación de hambre, como también dolor de cabeza, mareos e incluso náuseas.

Día 4 a 7: el cuerpo está convirtiendo la grasa en azúcar en sangre y gracias a este proceso se siente una compensación. En este momento, la ansiedad debe haber disminuido y es crucial mantenerse bien hidratado.

Día 8 a 15: finalmente ya te estás adaptado al ayuno, los beneficios emocionales y mentales son mayores ya que la atención y la dependencia de la comida comienza a ser más fácil de controlar.

Hay ayunos, como ya hemos visto, que duran un mes e incluso más tiempo, la mayoría de estos ayunos prolongados se realizan por motivos religiosos y espirituales mayores. Es verdad que se ha promovido el ayuno de un día, e incluso tres días, para la persona común, y sana, sin embargo, este no será el foco que tendremos. Ya conocemos bastante el ayuno, conocemos nuestro cuerpo y lo que ocurre con él. Pero, ¿y los beneficios?

3. Beneficios físicos del ayuno

Los beneficios del ayuno en el cuerpo no solo se pueden contar a nivel estético, adelgazar para muchos es el objetivo, pero no es ni de cerca uno de los mejores beneficios que el ayuno trae al cuerpo. El cerebro, aunque sea difícil de creer, recibe más de una potencialidad con la ayuda de una alimentación donde se incluya el ayuno:

- Se promueve la neurogénesis, es decir, la generación de nuevas neuronas cerebrales.
- Mejora la capacidad de coordinación y las habilidades motoras.
- Disminuye la inflamación cerebral.
- Mejora la resistencia al estrés en el nivel del sistema nervioso central. Esto ocurre ya que las cetonas son neuro protectoras, al incrementar su funcionalidad en el cuerpo, el cerebro está mejor resguardado de accidentes, entre ellos, los cerebro-vasculares.
- El ayuno da estabilidad emocional, gracias a la producción de cetonas.
- Maximiza la estimulación neuronal y la flexibilidad de la misma. Esto es lo mismo que produce el ejercicio físico en nuestro cerebro.

Hay muchos beneficios que el cuerpo obtiene en torno al ayuno, cuando hablamos del sistema cardiometabólico del cuerpo, hay sin lugar a dudas una serie de beneficios que son importantes conocer:

- Disminuye la frecuencia cardíaca en reposo, esto también lo hace el ejercicio, por lo que podríamos decir que un ayuno bien hecho y sano puede traer beneficios similares que los del ejercicio físico.
- Aumenta la masa libre de grasa y disminuye la masa de grasa, sobre todo la grasa visceral o llamada de otra forma, la grasa del área abdominal.
- La célula cuando se enfrenta a la restricción de alimento, pasa de un modo de "crecimiento" a un modo de "reparación". Es decir, las células comienzan a tener un control exhaustivo de sus propios componentes, eliminando de forma más eficaz y rápida las partes dañadas. A este proceso se le denomina autofagia y gracias a este proceso la célula aumenta su resistencia a las enfermedades.
- Ocurre el *switch metabólico*, que se produce cuando nuestro metabolismo, que utiliza glucosa, pasa a utilizar cuerpos cetónicos y este principal beneficio trae consigo otros más:
- Mejora la flexibilidad metabólica, es decir, el cuerpo puede metabolizarse usando cetonas o glucosa de forma indistinta. Este beneficio viene luego de un largo periodo de alimentación mezclada con ayuno. No es algo que se pueda obtener fácilmente, ya que requiere rigurosidad. Lo bueno de este beneficio es que puedes dejar y volver a incluir el ayuno en tu vida sin que tu sistema sufra de choques constantes.
- Algunos tipos de cetonas tienen capacidad cardio protectoras. Es decir, si una persona que ha practicado el ayuno de forma constante a lo largo de cierto tiempo de su vida, es mucho más probable que sobreviva ante la privación de alimentos prolongadas

que una persona de alimentación convencional. El sistema cardio vascular estará más preparado para afrontar una situación así.

Cuando hablamos de la parte hormonal de nuestro funcionamiento físico, el ayuno también trae consigo beneficios:

- Regula cierto tipo de hormonas. Por lo general nuestro cuerpo, y sobre todo aquellos que están acostumbrados a una alta ingesta de alimentos, manda señales de hambre de forma desordenada. Se suele pensar que se tiene hambre cada cuatro o cinco horas cuando realmente el cuerpo humano está diseñado para comer con periodos de intervalo más largos. Cuando se llevan a cabo ayunos, las hormonas que nos comunican esta sensación de hambre, comienzan a regularse correctamente. Por ende, a la larga, terminamos consumiendo menos alimentos, reduciéndolo a la cantidad adecuada para nuestro cuerpo.
- Mejora la sensibilidad a la insulina. Actualmente, la humanidad tiene un gran problema con la resistencia a la insulina y con la diabetes. Los ayunos ayudan a que este proceso se mejore a través de la autofagia y dejando como resultado que los receptores de insulina estén funcionando mejor. Esto además beneficia a la desinflamación del cuerpo.
- Las hormonas tiroideas también son beneficiadas por el ayuno. Gracias a los ayunos, por la mañana se mejora la liberación de catecolaminas, entre ellas la dopamina matutina. Lo que favorece a la glándula tiroidea.

- Mejoras en el amplio espectro de las hormonas femeninas. Por ejemplo, el ovario poliquístico suele estar relacionado anchamente con la resistencia a la insulina, que ya hemos visto que es uno de los principales males atacados por el ayuno. Se disminuye la prolastina, que impide a las mujeres muy delgadas o con mucha masa muscular la baja del periodo menstrual.
- Ayuda a regular la producción de corticoide de la glándula suprarrenal. Si bien el cortisol nos ayuda a regularnos durante el día para enfrentar el estrés general, actualmente se ha visto que las personas han desarrollado una sobre producción, lo que lleva a la fatiga drenal, es decir, se deja de producir el cortisol necesario, esto puede llevar a un síndrome de fatiga crónica, dolor de articulaciones, etc. El ayuno ayuda a regular su producción y por ende ayuda a evitar la fatiga de la cápsula suprarrenal.

Ya vemos que el ayuno hace sus cambios y mejoras dentro del cuerpo y en diferentes partes de nuestro organismo, desde el cerebro hasta las hormonas.

4. El ayuno consciente

Hasta ahora hemos hablado del ayuno con una perspectiva científica bien marcada. Es importante antes que nada informar sobre las bases de hechos comprobables, hay que ser cuidadosos con nuestra alimentación y con lo que ocurre en nuestro cuerpo cuando cambiamos nuestra forma de vida, es por eso que nuestro enfoque ha comenzado por una visión más con "pies sobre la tierra".

¿Qué es el ayuno consciente? Hasta ahora no hemos tocado el tema central y es momento de ahondar en estas aguas más a profundidad.

Este tipo de ayuno tiene como fundamento el hecho que, el hombre desde las cavernas ha sido una especie que no está acostumbrada a nivel bilógico a la alimentación constante que se ha popularizado desde hace años en nuestra nutrición. En la época de las cavernas era normal pasar periodos prolongados sin ingesta de alimentos, esto ocurría por la dificultad que implicaba conseguir comida diaria y en grandes cantidades.

La recolección de frutas y la caza era una actividad que se tenía que hacer manualmente y de forma casi particular. Conforme nos fuimos conformando como grupos más grandes y se hizo más compleja nuestra sociedad, este factor de dificultad iba disminuyendo cada vez más.

Cuando llegó la industrialización, el sector alimenticio se disparó. De pronto había inmensas cantidades de comida disponibles a toda hora y en cualquier (o casi cualquier) lugar del mundo. Con el constante crecimiento de la industria y de la comida rápida, fácil, cada vez más calórica y menos nutritiva, nuestra sociedad fue cayendo en un circulo vicioso de excesivo consumo de alimentos.

Esta actitud sin dudas ha acarreado problemas de salud como la obesidad, el colesterol alto, la diabetes y más. Pero no solo ha traído estos problemas, a nivel emocional y de conductas, también se ha visto un incremento de conflictos que se relacionan muy estrechamente con la relación que las personas han desarrollado con la comida.

Se ha visto un incremento alarmante de la preocupación en torno a la comida en los últimos años: comer en exceso, comer muy poco, no comer, comer solo comida chatarra o la obsesión con la comida saludable. Todas estas nuevas angustias que hace cientos de años no teníamos se ven acentuadas gracias a las redes sociales, a la televisión y a la publicidad. Constantemente, se nos bombardea con dietas, con comida saludable, con cuerpos perfectos, pero a la vez también se nos ataca con comida rápida, exceso de grasas, dulces, comida hecha al instante.

No es de extrañarse que como resultado de estos mensajes contradictorios nazcan problemas alimenticios como la anorexia o la obesidad. Incluso la depresión y la ansiedad pueden estar relacionados a este factor. Las personas han olvidado lo que es tener una relación sana con la comida; ella se ha convertido, para muchos, en el centro de atención.

El ayuno consciente busca recuperar esa paz y esa tranquilidad que conlleva una sana relación con los alimentos, ellos están para ayudar al cuerpo a funcionar, pero no están para llenar vacíos emocionales ni para ocupar todo nuestro tiempo y esfuerzo.

Dejar de comer no es lo mismo que hacer un ayuno consciente, y es crucial comprender esto para saber y entender en qué terreno estamos trabajando. Para comprender mejor, es ideal aclarar un poco la terminología, ¿qué es la conciencia? ¿qué es ser consciente?

La conciencia, definiéndolo de forma sencilla, vendría siendo la capacidad del ser humano para conocer su existencia, sus acciones y sus propios estados. Teniendo esto en cuenta, podríamos decir que ser consciente es el acto de tener la conciencia activa en los diversos ámbitos.

El ayuno consciente vendría siendo una forma de alimentación donde conocemos y comprendemos de forma activa y constante las acciones y repercusiones de realizar dicho proceso.

El conocimiento es crucial para poder tener una vida consciente, por lo cual, para que este tipo de ayuno tenga éxito, debemos tener como base fundamental, el conocimiento de **por qué estamos haciendo esto**. Para responder esta pregunta es necesario hacerse otras más.

¿Qué me llevó a tener conflictos con la comida?
¿Cómo manejo mi relación con la comida?
¿Tengo algún trastorno alimenticio?
¿Cómo me hace sentir emocionalmente mi relación actual con la comida?
¿Es normal esa relación?

Todas estas preguntas son sumamente personales y es importante pensarlas fríamente, quizás no seas capaz de responderlas en un principio, tal vez te tome un rato e incluso unos días. No importa el tiempo, lo importante es trabajar sobre esas respuestas para encontrar una salida adecuada. Hay que recalcar que este texto no busca darte una solución a un problema psiquiátrico, y si consideras que necesitas ayuda más personalizada, debes acudir a terapia.

Ya dijimos más atrás que no es lo mismo dejar de comer que hacer un ayuno, podríamos además decir que no es lo mismo hacer un ayuno que hacer un ayuno consciente. Para muchas personas, la ingesta de comida, "solo porque sí" supone un sacrificio muy grande, inclusive cuando detrás de eso tratan de mejorar su salud o perder peso. Cuando nos vemos obligados a cambiar nuestra forma de hacer las cosas, pero no somos del todo conscientes de lo que hacemos, suele ser un proceso tedioso y lleno de penas y angustias. Eso es justamente lo que queremos evitar.

La idea del ayuno como ayuda para encontrar paz o equilibrio dentro de nosotros no es una idea descabellada, pudimos ver en la introducción del texto cómo en diversas religiones este tipo de prácticas le sirven incluso para acercarse a su propia divinidad. Podemos decir esto también de personajes como Cicerón, quien aseguraba que pasar largos periodos sin ingesta de alimentos le ayudaba a potenciar su actividad intelectual.

El principal diferenciador que tiene el ayuno consciente de los demás tipos de ayuno es su trabajo interno, emocional e incluso intelectual que hay que hacer detrás del solo acto de cambiar la forma de alimentarse. Pero para esto, claro está, hay que pasar por muchos más procesos.

5. Compréndete a ti mismo

Para lograr sanar y tener una relación sana con nosotros y nuestro entorno, lo primero que tenemos que hacer es conocernos y comprendernos. En ocasiones se toman actitudes o comportamientos que, conforme avanzan los años, se tornan normales para nosotros y para los demás. Pero no nos detenemos a analizar el origen y el por qué de dichos comportamientos y es entonces cuando encontramos que detrás de un leve cambio había docenas de emociones, sentimientos y pensamientos muchas veces ignorados o retraídos.

Es normal tener problemas con uno mismo, no entenderse, estar inconformes, sentirse mal e incluso estar deprimido o ansioso. En los últimos años estas enfermedades o condiciones mentales han aumentado de forma significativa, sobre todo en la población más joven. Sin duda el mundo del internet ha influenciado este cambio, estamos expuestos cada vez más a apariencias y a publicidades. La tecnología se vuelve cada vez más especializada y terminamos por ver en todas partes justo eso que queremos. Pero, ¿cómo esto afecta la relación con la comida?

Una persona que esté constantemente sometida a un abordaje digital de publicidades de alimentos, restaurantes, ofertas, recetas y demás, se le hará muy difícil el poder dejar atrás sus malos hábitos. Por el contrario, esto solo hará que siga recayendo una y otra vez hasta crear una patología emocional grave derivada de tanto intento y error.

Problemas emocionales que se ligan a la comida

Aunque hay muchos trastornos emocionales y cada uno de ellos puede tener una forma particular de relacionarse con la comida y cómo la persona la percibe y maneja, podemos hablar concretamente de las dos más comunes: la ansiedad y la depresión.

La ansiedad es un trastorno psiquiátrico que trae consigo periodos de estrés y angustia prolongados, estas situaciones pueden tener o no tener razón aparente. A pesar de ser normal padecer de periodos de estrés, este sentimiento no tiene, o no debe ser, en extremo recurrente. Cuando el estrés, el miedo o la preocupación se vuelven demasiado frecuentes, se dice que una persona puede padecer o padece ansiedad.

La causa de este trastorno es muy variante, depende de cada persona y la vida que lleva. La ansiedad suele interferir en tu vida cotidiana. Una de las formas más usuales de ansiedad suele ser la ansiedad reflejada en la comida. La ansiedad por la comida funciona de muchas formas diferentes, pero dos de las más comunes son los extremos opuestos. Existen aquellas personas que comienzan a comer en exceso. Y otras personas que por el contrario quieren evitar ingerir alimentos, aunque padezcan de hambre o ganas de comer.

Hablemos del primer caso. Los grados de ansiedad varían mucho y lo que para una persona es comer en exceso, para otra puede ser una tontería. Es importante saber que esto es muy subjetivo ya que estamos hablando de la mentalidad y la psiquis de cada individuo. Cuando una persona está ansiosa y crea una relación tóxica con la comida, entendiendo que, de alguna manera, la comida "aliviará" su malestar, los atracones y la ingesta excesiva se convierten en la regla del día a día. Hay personas que no están del todo consientes de este comportamiento y que incluso no son capaces de notarlo aun viendo cambios radicales en su físico y en su salud. Pero también están las personas que conocen su condición y saben que existe un problema.

El pensar constantemente en la comida, en qué comer, aunque acabes de terminar tu plato, el sentirte mal y pensar que aquella galleta podría mejorar tu ánimo, el ponerte de mal humor si no tienes la comida que deseas y el cambiar tus planes o tu vida por arreglarlos en torno a la comida. Todas estas actitudes son tóxicas y pueden causar grandes problemas no solo emocionales y mentales, sino también problemas de salud físico.

Usualmente, cuando una persona tiene ansiedad por la comida, es obligada, o se obliga a sí misma, a realizar dietas o a cambiar drásticamente su alimentación, termina en fallo y en mayor frustración. Y es que se debe comprender que el problema no es la dieta, el problema es otro mucho más intrínseco. Obligarse de forma arbitraria a comenzar dietas al azar es muy peligroso para la salud mental y física. Muchas personas creen que en el deseo y las ganas lo está todo, pero la ansiedad tiene el poder de tumbar todo al suelo en un instante y por eso estos cambios radicales repentinos son tan peligrosos.

La ingesta excesiva por ansiedad es muy difícil de controlar y es más usual de lo que se cree. Hay procesos psicológicos que se tienen que tomar en cuenta durante todo el proceso de aceptación, cambio y mejora. Lo más indicado, si sientes que tu caso es este, es que acudas con ayuda psicológica y puedas resolver los problemas no solo en apariencias. La ansiedad por comer solo refleja problemas internos que están sin resolver.

Sabemos entonces que es crucial manejar nuestro interior para que el ayuno consciente sea, en efecto, consciente.

De una forma muy similar ocurre con la depresión, hay personas con esta condición que sencillamente dejan de comer o comen en exceso por simple conducta automática. Cuando tenemos un problema interno, siempre lo buscamos reflejar con algún factor externo, es de alguna manera la liberación que las personas tienen de forma inconsciente.

Ahora, ya sabemos los problemas más comunes que hay detrás de una mala relación con la comida, pero... ¿cómo los corregimos?

Si crees que eres capaz de manejar esto sin ayuda profesional, puedes intentar alguna de las cosas que mencionaremos más adelante, pero siempre es recomendable acudir a la ayuda psicológica cuando se trata de problemas emocionales, ya que no es posible conocer la raíz de las cosas y la gravedad de cada lector.

Reconoce tu forma de alimentarte

Es importante ser capaz de reconocer lo que hacemos, antes, durante y después. Al momento de comer debemos reconocer qué estamos haciendo y bajo cuáles parámetros nos movemos cuando estamos comiendo. ¿qué ocurre con nosotros? ¿qué ocurre con nuestras emociones, con nuestra psiquis? Nos impulsa el hambre o la gula, la ansiedad o el aburrimiento. Es el cuerpo quien pide alimento o eres tú queriendo llenar un lugar dentro de ti.

Debemos hacernos estas preguntas constantemente y cada vez que nos sentemos a comer, es crucial reconocernos en el acto y tenerlo presente siempre. Aunque pueda sonar un poco obsesivo, quizás al comer inevitablemente estés pensando demasiado, pero es normal. Todo cambio trae consigo mucho análisis y, sobre todo, incomodidades.

Haciendo este ejercicio de forma constante seguro llegarás a la respuesta necesaria, reconocerás de alguna u otra forma, la manera en la que estás comiendo. Con este resultado podrás pasar al siguiente paso.

Con cuánta frecuencia tienes emociones encontradas con la comida

Quizás no todos los días despiertas con una sensación de ansiedad por comer, o tal vez nunca lo haces. Puede que solo te ocurra de forma ocasional o que sea tu día a día desde la mañana hasta la noche. Cualquiera que sea el caso es importante identificarlo, y comprender que una mala relación con la comida no es solo comer en exceso y comer mal. Estar obsesionado con un menú, pensar constantemente en recetas, e incluso ser muy meticuloso con la comida sana, también es un problema que debe ser tomado en cuenta.

Es importante para poder avanzar en este proceso ser consciente de con cuánta frecuencia se te ocurren estas cosas, ¿diariamente? ¿semanalmente? Conocer la frecuencia ayuda a tener una idea de la gravedad de la situación y además a comprender cómo tu comportamiento se ve adaptado a tu problema.

Puede que solo cuando sales a comer con familia o amigos crees un problema interno, comienzas a preocuparte sobre qué comerás, cuánto y cómo, esto no es lo mismo que despertarse diariamente y pensar en comida de forma obsesiva. Ambas situaciones son diferentes y, claro, pueden ocurrir al mismo tiempo, pero tienen focos distintos.

Desde cuándo padeces este problema

Encontrar el detonante es una de las partes más complicadas de todo proceso de introspección. Conocerse sin duda tiene como principal peldaño el ser capaz de reconocer en la historia lo que nos ha traído problemas y conductas, tanto positivas como negativas. Para reconocer el detonante debemos saber desde cuándo un problema existe.

Busca más en tu interior, viaja al pasado

Ir al pasado y buscar entre las memorias es un ejercicio crucial y muchas veces doloroso. En el pasado siempre encontramos las respuestas, ya que el pasado ha sido el que nos ha forjado para ser quienes somos en el presente.

Muchas veces este es un proceso que toma mucho tiempo, días, semanas y hasta meses, aunque puede llegar a ser un proceso duro y cansado, es importante mantenerse firme y constante. Dejar de lado la raíz del problema es la principal razón por la que muchas personas fallan solucionando sus conflictos personales. Es imposible saber qué tan profunda es una herida sin escarbar.

Permítete ser analítico y crítico con el pasado, con las personas, las situaciones y contigo mismo. No estás buscando agobiarte ni culpar a nadie de nada, simplemente te estás permitiendo crecer y tener un ojo ameno con los recuerdos. Sé firme y sincero contigo mismo cuando lleves a cabo cualquier tipo de introspección y recuerda que, hablándote directamente a ti, no tienes que tener miedo de nada.

Qué intentas llenar con la comida

Cuando hemos encontrado el origen, sabremos cuáles son los sentimientos y emociones que hemos estado resguardando u ocultando detrás de la comida o detrás de cualquier conflicto que tengamos.

¿Cuál es ese vacío que tratas de llenar? Quizás la falta de una persona, la pérdida de un lugar o de una sensación. Puede ser la falta de afecto o la necesidad de libertad, de toma de decisiones. Hay miles de problemas que pueden existir, identifica el tuyo y logra encontrar la conexión que tiene con la comida y tu comportamiento.

Acepta lo que ocurre y acepta ayudarte

Como último paso para un mejor comienzo es aceptar, acepta lo que está ocurriéndote y acepta que necesitas ayudarte, e incluso aceptar la ayuda externa que se te ofrece. La negación es un mal que muchos padecen y es un impedimento enorme para progresar con problemas emocionales.

Quizás te da vergüenza o miedo admitir ciertas conductas, incluso contigo mismo. Y aunque la publicidad y el mundo nos intente vender un ideal de persona perfecta, sabemos que ninguno lo es y que es totalmente normal cometer errores e incluso ser autodestructivo. Lo más valioso es enfrentarse a esos conflictos y luchar contra ellos.

Equivocarse es perfectamente normal y ocurre todos los días en cada rincón de cada ciudad o pueblo. Todos los días alguien comete errores, alguien sufre, alguien se arrepiente, alguien de autodestruye. No estás solo en este camino, estás acompañado por cientos de miles de personas silenciosas.

6. El ritmo natural

Cuando somos capaces de desvincularnos de las emociones y encontramos la forma de comprender y escuchar nuestro cuerpo, finalmente terminaremos por encontrar el ritmo natural con el cual él funciona.

Sabemos que la comida es esencial para la subsistencia, gracias a ella el cuerpo funciona, pero no es más que una herramienta y un factor de supervivencia. La humanidad encontró en la comida un factor social que comenzó a moldearse conforme avanzaba nuestra sociedad. Hoy en día, este factor es muy importante y está presente en todo. Cuando queremos vernos con una persona para charlar, solemos invitarla a cenar o a tomar algo en algún lugar. La comida está presente como un factor de encuentro, y no solo como mera herramienta para sobrevivir.

Estos factores y los que ya hemos mencionado anteriormente, aquellos ligados a la emocionalidad particular, nos han hecho perder el ritmo natural de ingesta alimenticia y también el ritmo con el cual nuestro cuerpo debería funcionar.

Una característica de nuestro organismo que es de amoldar a lo que le ofrecen, para bien o para mal, el organismo tiene una capacidad de adaptación muy rápida, aunque, a decir verdad, no del todo efectiva, ya no le es posible ser crítico con estas adaptaciones. El cuerpo es sabio, pero también es fácil de engañar y llevar por caminos oscuros. Puede que el cuerpo, luego de pasar meses comiendo exceso de dulces, comience a pedirte azúcar y al no obtenerla tenga reacciones como mal humor, sudoración, nerviosismo, malestar, e incluso mareos. Pero eso no quiere decir que el cuerpo realmente necesite el azúcar en exceso, solo quiere decir que está pasando por una etapa de desintoxicación y abstinencia.

Un gran error que comete la gente es creer que durante este periodo de abstinencia el cuerpo está realmente necesitando aquello que se le ha prohibido. Entonces cometen el error de volver atrás y comenzar nuevamente con el ciclo adictivo.

Cada persona es diferente y cada cuerpo reaccionará de formas distintas. De igual forma, cada ritmo natural es variante y depende de muchos factores. Pero, ¿qué es el ritmo natural que buscamos?

Queremos encontrar la forma en la que tu cuerpo mismo funcione en torno a la comida, el ritmo natural de su alimentación y el desprendimiento de las emociones ligadas a todo este proceso. Por ejemplo:

Una persona que trabaja desde casa y tiene una vida poco agitada posiblemente ingiera menos alimentos que una persona que se levanta y sale al trabajo, camina, está activo y gasta más energía. Quizás en el primer caso la persona tenga como ritmo natural desayunar algo para activar el cuerpo que suele estar en reposo. En el segundo caso posiblemente este bocado de energía no lo necesite en la mañana ya que por sí solo ese cuerpo se acostumbró a despertarse, la energía comenzará a faltar quizás al medio día o incluso después. Entonces comerá una cantidad más grande que la que pueda consumir la persona que está en casa.

Estos son casos hipotéticos, siempre hay que tener en mente que esto depende mucho de factores físicos, de edad, de salud, de entorno, e incluso de cultura.

El cuerpo es sabio, y hay que aprender a tenerle confianza, respetar su tiempo y darle espacio para encontrar él mismo su propio ritmo. No hay que saturarlo de excesos ni tampoco llevarlo a límites demasiado limitantes. Cuando estés avanzando por este proceso, te darás cuenta que poco a poco comenzarás a reconocer las señales que el cuerpo manda.

Mantente firme y aprende a encontrar el equilibrio entre la mente y el cuerpo, esta unión te va a dar tranquilidad, armonía y la capacidad de concentrarte más en ti y en tus verdaderas necesidades emocionales, espirituales y físicas.

La energía corpórea, el cuerpo como templo

El cuerpo ha sido sujeto de discusión a lo largo y ancho de la historia y cultura de la humanidad, discusión que ha generado diferentes corrientes de pensamiento, interpretación, comprensión e intervención del cuerpo. Desde la generalidad, el ser humano se dio cuenta que el cuerpo alberga la energía que se manifiesta a través de nuestros movimientos, de nuestros pensamientos y de nuestras acciones. Por suerte, se ha logrado entender la importancia que tiene la energía como agente *motriz* de todo lo que sucede dentro y fuera del cuerpo. La tradición occidental, que viene desde los griegos, y que ha desarrollado y dominado el pensamiento occidental, desde hace, por lo menos, unos quinientos años, desemboca en la separación y en la contradicción de la mente y el cuerpo como partes fundamentales del ser humano. El pensamiento científico, filosófico y cultural occidental se ha desarrollado hasta el punto de que se considere a la mente como el centro de nuestra humanidad y como el medio para llegar a un nivel superior como individuos y como especie, mientras que justifica que ha sido por medio de la racionalidad y el intelecto que el hombre puede superar su propia naturaleza y alcanzar estados y modos de vida superiores que no pudiese alcanzar si solo siguiera todo lo que considere irracional o carente de *luz*, como las emociones, los instintos y... el cuerpo.

Esta separación dual de la humanidad ha llevado que se preste mayor importancia y atención al raciocinio y al intelecto mientras despojan a la corporeidad, a la emocionalidad y a la propia naturaleza instintiva del ser humano de toda comprensión profunda y, de hecho, son reducidas y simplificadas hasta el punto de ser consideradas un mero objeto, separados del *ser* e, incluso, una especie de obstáculo para alcanzar la pureza intelectual y racional.

La tendencia a separar al ser humano entre cuerpo y alma podemos justificarla desde un punto de vista analítico, en el cual la totalidad de *algo* la separamos y fragmentamos en pequeñas partes más pequeñas que nos permita estudiarla, conocerla, reflexionarla. El problema de esta postura es que, históricamente, busca posicionarse a sí misma desde una distancia óptima de observación y análisis, despojándose de la emocionalidad humana mientras afirma que de esa manera es que podrá llegar a una *verdadera* verdad, estableciéndose como el único paradigma por el cual el ser humano es capaz de llegar a conocer la verdad del universo cuyas consecuencias -tanto positivas como negativas- las podemos evidenciar aún hoy en día.

El problema de este pensamiento es que el desplazamiento de la corporeidad del ser humano como parte importante de su existencia, más que pretender garantizar un conocimiento verdadero del mundo, genera vacíos, es decir, produce el efecto contrario. Se ignora que desde la corporeidad es que existe una motivación para que la humanidad, y a través del cuerpo, intenta operar y comprender el mundo; tanto es así, que este pensamiento ignora el papel que juegan las emociones, las hormonas, el organismo, las motivaciones, la psiquis, la cultura...en fin, la energía corpórea.

En este sentido, este paradigma es solo un producto de la confluencia, entre esa insistida separación entre mente y cuerpo que, superando al individualismo propio de esta corriente, entra en una relación de interacción con otras mentes y cuerpos.

Así, si entendemos que cada individuo es la totalidad de la mente y el cuerpo; que la confluencia entre estos elementos separados por la racionalidad es generadora de una energía única y particular de cada persona; y que el ser humano es un individuo que interactúa e intercambia con otros individuos que poseen su misma condición, es apropiado asumir también que existe un intercambio de energía. Ya no solo hablamos de conocimientos, de información o de valores, sino que somos capaces de transmitir y recibir maneras de sentir el mundo y nuestra realidad.

Asumir que la unión del cuerpo y la mente -que, para empezar, jamás han estado separados- es darle la misma importancia al sentir como al pensar; el primero en un sentido amplio, refiriéndonos no solo a las sensaciones que podemos recibir como estímulos en nuestro organismo, sino que también decimos que el cuerpo es fuente y canalizador de las energías que se producen en él, para relacionarnos con el mundo. Es desde el cuerpo que los seres humanos estamos en el mundo, por lo tanto, los seres humanos estamos en el mundo porque tenemos un cuerpo que nos condiciona la existencia.

Bajo esta idea, otras corrientes de pensamiento occidental identificadas bajo la fenomenología del cuerpo, buscan brindar una comprensión más profunda de lo que se ha ofrecido con respecto al cuerpo humano anteriormente, considerado solo como un objeto de estudio biológico.

La fenomenología del cuerpo, en aspectos generales, reflexiona sobre lo que entendemos como cuerpo y lo que entendemos sobre el ser, unificando la dualidad y confluyendo en que el ser es más que solo un organismo compuesto por diversidad de sistemas, partes, mecanismos, células, átomos...

Nuestra identidad como personas se ve *encarnada* en nuestra propia corporeidad, pues en tanto *somos* nosotros, nuestro cuerpo *es*.

El cuerpo es un puente entre nuestra conciencia/mente y todo lo que pueda entrar en contacto con él: sabemos que el viento existe porque nuestro cuerpo entra en contacto con él. Así, el cuerpo pasa de ser un objeto de observación a ser un *sujeto* de reflexión, lo que significa que el cuerpo forma parte de nuestras experiencias al igual que nuestros pensamientos.

Si reflexionamos sobre la idea del cuerpo como templo, se implica que el cuerpo es un punto de confluencia y concentración entre elementos simbólicos, espirituales, intelectuales y corpóreos, en el cual se transforman todos estos elementos abstractos y son "absorbidos" por nuestro ser. Así como el templo es un punto de confluencia, también resulta ser un punto de conservación. Continuando con la analogía, el templo es el punto de encuentro de nosotros con nuestro propio cuerpo, con el que buscamos emplear y renovar las energías que fluyen en él, pues es nuestra fuente de vitalidad y motivación de existencia. Pero para esto se necesita de un continuo cuidado y mantenimiento, tanto práctico o material, como espiritual.

En el sentido material nos referimos a lo que es nuestro cuerpo como materia; si bien puede sonar extraño referirnos a nuestro cuerpo de esta manera, una vez que abordamos un poco aquella perspectiva espiritual, lo cierto es que la materialidad de nuestro cuerpo también es una parte de él, de la misma manera en que la racionalidad es parte nuestra naturaleza humana. Entendiendo a nuestro cuerpo tanto como templo, y como organismo, podemos actuar de manera coherente para cuidarlo y mantenerlo en las óptimas condiciones.

El cuerpo es un organismo, y hay que tener en cuenta que este se encuentra constituido por una multitud de sistemas que trabajan de manera interdependiente y, por lo tanto, no pueden funcionar por sí solos. Pero, es todavía más importante entender que si alguno de nuestros sistemas orgánicos falla, los otros también fallarán. Los cuidados que requerimos, desde un punto de vista orgánico, son tan básicos que los tomados por hecho: buena alimentación, buen dormir, buena actividad física, hábitos saludables, etc. Sin embargo, aunque estas sean las características de un organismo sano, son ignorados por la mayoría de personas y, eventualmente, sustituidos por otras cosas que terminan por malograr nuestro sistema y, además, arruinar nuestro flujo de energía.

Por otro lado, la parte orgánica no solo comprende aspectos comúnmente conocidos como el peso, las grasas, las energías, etc. También comprende el desempeño de nuestro estado mental. Esto se debe a que las informaciones que interpretamos, la manera en cómo las interpretamos, las emociones, sentimientos y pensamientos que se generan, son traducidos orgánicamente a respuestas químicas en nuestros cerebros, aunque sea mucho más complejo que solo esto. Lo cierto es que si a nivel orgánico existe una alteración inusual o nociva de las hormonas y químicos que nuestro cuerpo produce de manera natural, esto tendrá alguna influencia o impacto en nuestro bienestar general y en distintos niveles, dependiendo de la persona involucrada. Así como nuestro *ser* tiene un cuerpo, lo mismo podemos decir de nuestra mente. Teniendo esto en cuenta, es importante cuidar la corporeidad de nuestra mente, porque gracias a la unificación de todos los elementos hablados, podemos tener consecuencias colaterales insospechadas para nuestro cuerpo, mente y espíritu.

En el sentido espiritual de nuestro cuerpo, los esfuerzos que requieren estos cuidados exigen una mayor comunión entre nuestro hacer y nuestro bienestar. Suministrar los recursos energéticos básicos y los cuidados necesarios a nuestro cuerpo en sentido orgánico no es la única condición para garantizar el bienestar.

El cuidado de nuestro cuerpo bajo esta óptica está más orientado a las necesidades de índole intermedio-superior dentro de la jerarquía maslowliana, sobre todo las que refieren a los sentidos de pertenencia, amor y autoestima. Trabajar físicamente nuestro cuerpo impulsa y facilita el bienestar mental y corporal, pero trabajar aspectos blandos relacionados con nuestra inteligencia emocional, nuestras relaciones interpersonales y nuestra autoestima, son las que realmente nos permitirán ascender en la pirámide de necesidades, en enfocarnos y autorrealizar las necesidades de nuestras inquietudes espirituales.

7. Los beneficios de este ayuno a nivel mental

Los principales beneficios del ayuno consciente pueden ser explicados desde los aportes de la neurociencia. Aunque esta no es la única fuente desde la cual podemos identificar beneficios, ya que hay que tener en cuenta que es subjetivo y los beneficios no están, en su totalidad, atados o restringidos por las reacciones químicas de nuestro cerebro.

Los aportes que tomaremos prestados de la neurociencia para señalar los beneficios del ayuno consciente a nivel mental desde un punto de vista material-orgánico refieren a la dopamina, su funcionamiento e influencia en nuestras energías mentales, físicas y nuestro comportamiento.

Pero, en primer lugar, ¿qué es la dopamina? La dopamina es una sustancia química de nuestro cerebro encargada de transmitir los impulsos nerviosos referentes al movimiento motor, el aprendizaje, la motivación, la recompensa, la regulación y expresión de las emociones, así como de las conductas. En términos más simples, la dopamina nos facilita -y nos conduce a- la repetición de experiencias, actividades y comportamientos que el cerebro interpreta como beneficioso y/o placentero, pues su funcionamiento natural radica en garantizar que la especie humana repita el comportamiento que condujo al organismo a un estado de placer/beneficio, ya que instintivamente interpretamos estas experiencias como formas de garantizar nuestra supervivencia, formas de mantenernos con vida, etc.

Mientras que poseemos conocimientos y tecnologías dignas del siglo XXI, nuestro cuerpo sigue siendo primitivo al reaccionar de la misma manera a cómo lo hacíamos hace centenares de miles de años atrás. Esto significa que, como especie, entramos en una disonancia con nuestro entorno, pues al tener instintos y mecanismos primitivos de supervivencia frente a la modernidad de nuestro entorno social, económico y político, nos encontraremos en situaciones en las que nuestro comportamiento no es compatible con la sociedad y esto desencadena una serie de conflictos que afectan nuestra mente y nuestras emociones.

Es decir que, mientras nuestros instintos han sido esculpidos y diseñados con la intención de prepararnos para una situación de peligro, como por ejemplo, enfrentarnos a un animal salvaje -que sería un escenario tan primitivo como nuestro instinto-,los problemas empiezan a aparecer cuando esos mismos instintos, que nos preparan para pelear contra un animal salvaje, se manifiestan en nosotros como respuesta a una crisis económica, política, social, familiar o interpersonal; de manera predeterminada, el cerebro no logra distinguir entre un animal salvaje y una crisis económica, por lo que la respuesta instintiva es frecuentemente la misma: huir o pelear. Sin embargo, esta respuesta natural de nuestra especie es incompatible con los escenarios modernos, donde es necesario organizar, planificar, gerenciar y administrar nuestros esfuerzos y nuestros recursos para poder "sobrevivir" en el siglo XXI.

Si nos ponemos a observar y a reflexionar sobre las actividades humanas, sobre nuestro entorno y sobre lo que la humanidad ha creado y sigue creando a lo largo de su historia, nos podemos dar cuenta de que todo está basado bajo los conceptos de armonía, organización, eficiencia y conveniencia: el arte, la composición, el trabajo, la producción económica, la arquitectura, el lenguaje verbal y no verbal, los idiomas, las ciencias y, también, la tecnología, etc. Con esto en mente, podemos revisar y observar cómo a lo largo de nuestra historia los avances científicos y tecnológicos tienen como propósito final hacernos la vida más fácil y llevadera.

A estas alturas seguramente estaremos preguntando: ¿qué tiene que ver esto con la dopamina? ¿en qué se relaciona con el ayuno consciente? Ya sabemos que la dopamina nos induce a repetir comportamientos y experiencias con el propósito de garantizar nuestra supervivencia: la repetición se relaciona con un patrón, por lo que es acertado decir que la dopamina nos induce a un patrón de comportamiento. Pero, como ya hemos descrito anteriormente, nuestro cerebro reptiliano es aún muy primitivo, por lo que la acción que genera la dopamina en nuestro cerebro y en nuestro comportamiento también sigue siendo primitiva y no pasa inherentemente por el filtro de la razón, la voluntad y la conciencia. En este sentido, como nuestro cerebro, nuestro instinto y la dopamina no son capaces de distinguir analíticamente entre una y otra situación y siempre da la misma respuesta frente a un estímulo sensorial, esto nos puede inducir a adquirir hábitos y comportamientos perjudiciales para nuestra salud mental y nuestra salud física, manifestado especialmente en forma de adicciones y procrastinación. Peor aún, la activación de este neurotransmisor en las actividades equivocadas es capaz de nublar totalmente nuestro juicio al hacernos invisible los daños o prejuicios a los que somos sensibles simplemente para orientarnos la gratificación instantánea.

Lo anterior también nos hace denotar una gran característica que diferencia al hombre/sociedad primitiva comparados con la contemporánea: la dualidad entre lo inmediato y lo futuro. En términos primitivos, la importancia de la gratificación instantánea para garantizar comportamientos "buenos" funcionaron para mantenernos vivos, pero sin aquella capacidad para planificar y proyectarse en un futuro, en los tiempos actuales, se traducen generalmente en situaciones que perjudican nuestra propia vida al largo plazo. Esta es la mayor debilidad que tenemos como seres humanos, y donde la dopamina de manera natural juega en nuestra contra: la incapacidad de adaptarse en términos de beneficios a largo plazo. La dopamina nos mueve a la gratificación instantánea, es su forma de funcionar y tiene un propósito biológico, pero este comportamiento nos dificulta y nos entorpece en la búsqueda de beneficios actuales que perduren en el tiempo, o simplemente beneficios que aparecerán luego de un tiempo determinado.

Los conocimientos que nos ha aportado la neurociencia al respecto no son exclusivos de académicos, científicos y estudiantes, sino también de todas las personas que puedan acceder a dicha información y puedan hacer uso de ellas. El ejemplo más común hoy en día es el empleo del conocimiento para mejorar la capacidad productiva de cualquier sector y cualquier empresa, específicamente refiriéndonos a la industria de los alimentos cuando está ligada a la actividad publicitaria. La publicidad por sí sola es la encargada de implantar en nuestras mentes una serie de expectativas y atraernos al consumo de algún producto, en este caso, de alimentos. Para lograr esto, nos estimulan sensorialmente para despertar el interés y establecernos una expectativa sobre lo que obtendremos al comprar: los colores, los sonidos, las imágenes, el mensaje y la frecuencia de visualización son deliberadamente decididos para estimularnos neuronalmente a comprar y consumir. Una vez compramos el producto y lo consumimos, la explosión de estímulos lo comparamos inconscientemente con las expectativas establecidas desde la publicidad. Si las expectativas se cumplen, nuestro cerebro segrega la dopamina para que repitamos esa experiencia; en caso de no cumplirse, ya sea porque no cumple con las expectativas en su totalidad o es una experiencia negativa, lo más seguro es que no compremos más dicho producto.

Esta dinámica de atracción por unas expectativas y el cumplimiento de estas expectativas continuamente segrega dopamina en nuestro cerebro, ya que no solo los estímulos son placenteros, sino que el hecho de lograr la experiencia ya es un elemento motivante para continuar consumiendo. En este sentido, la dopamina ejerce una doble influencia: ayuda a segregar serotonina, que es la hormona encargada de hacernos sentir la satisfacción por el cumplimiento de una meta que ya espera ser satisfactoria y la satisfacción por la experiencia que viene como recompensa por el cumplimiento de dicha meta; segundo, nos impulsa a buscar los medios necesarios para repetir esa experiencia. El consumo de alimentos es un gran ejemplo de esa gratificación instantánea, pues necesitamos de los alimentos para existir y sobrevivir; la dopamina funciona de la misma manera con otras actividades vitales para la especie, como el sexo.

Cuando las expectativas no son satisfechas es porque comienza a generarse una disonancia entre lo que esperamos y lo que recibimos, la dopamina no logra segregar la serotonina necesaria para que la experiencia sea satisfactoria y sea disparadora de emociones agradables y, por otro lado, esta insuficiencia de serotonina es lo que nos causa las emociones negativas. Dicho de otra forma, valores no apropiados de serotonina nos generan emociones relacionadas con el desagrado, el rechazo, la repulsión, la insatisfacción, lo que es traducido en el cerebro como "esto no cumplió con mis expectativas, no voy a repetir una experiencia desagradable". Este mensaje que la serotonina envía al cerebro hace que simultáneamente la dopamina nos conduzca a buscar esas otras experiencias análogas que sí consideramos satisfactorias, y en algunos casos permiten mejorar las experiencias desagradables que hemos vivido.

El papel de la publicidad en la creación de interés, expectativa y consumo de productos de cualquier índole hace que el siglo XXI se caracterice por formar parte de lo que se conoce como la sociedad de la información, en la que nos encontramos permanente bombardeados de millones y millones de bits de datos que continuamos consumiendo de manera consciente o inconsciente, creando nuevas generaciones de personas que se encuentran permanentemente conectadas en cualquier dispositivo que utilicen y, al mismo tiempo, siendo estimuladas a consumir productos y servicios de distintas índole, bajo el principio del cómo funciona la dopamina y la serotonina en la regulación de nuestra conducta. En la confluencia de todas las generaciones en la era de la tecnología y la información, la población se encuentra continuamente estimulada hasta llegar al punto de la sobreestimulación, factor que tiene como consecuencia que nos encontremos en situaciones donde "no podamos respirar" o perdemos la conciencia sobre muchas cosas que suceden a nuestro alrededor y a nosotros mismos. Esta sobreestimulación del cerebro causa, por ejemplo, que ni siquiera nos demos cuenta que la mayoría de las personas respiramos sin usar el diafragma, que es la manera natural en la que respiramos, simplemente porque aprendimos a respirar de otra manera como consecuencia de esta sobreestimulación. Por ende, y en ciertos niveles, nos encontramos comportándonos continuamente por medio de los impulsos aun cuando en nuestra cotidianidad ejerzamos la racionalidad en casos particulares, pero aún la racionalidad se ve fuertemente influenciada por la parte reptiliana de nuestra naturaleza como seres vivos, lo que desemboca en que terminamos justificando y racionalizando conductas irracionales y perjudiciales para nosotros y para los demás.

Esta dinámica y ritmo de vida que llevamos en la actualidad nos conduce a descuidarnos incluso en la alimentación, en la que inconscientemente asumimos la postura de que cualquier cosa que comamos es alimento, pero no todo alimento es nutritivo para nosotros. Por eso, aunque comamos vegetales, carnes, vegetales y frutas, si estas pasan por procesamientos que alteran su composición o son preparadas de maneras que las saturan de componentes químicos o las alteran hormonalmente, el daño que sufriría nuestro cuerpo y mente es inminente, pero no aparente. Primero, el daño que sufriría nuestro cuerpo es ampliamente conocido y simultáneamente ignorado por muchos, en el que la saturación de componentes en nuestro cuerpo genera alteraciones importantes en el funcionamiento de nuestro organismo y los sistemas que lo componen, obligando al cuerpo a acostumbrarse a esta anormalidad a la que está siendo expuesto y asumirla como una nueva normalidad, aunque no tenga la capacidad biológica de soportarlo por mucho tiempo sin tener consecuencias graves en la salud; esto es conducente a que las alteraciones del organismo tengan consecuencias a nivel mental debido a que nuestra mente tiene una parte orgánica y una parte más abstracta. La alteración del organismo comprende, entre otras cosas, alteraciones hormonales y químicas, con las cuales el cerebro regula su propio funcionamiento y el del cuerpo entero; véanse estos mecanismos alterados, y de igual manera nos veremos afectados a nivel emocional, físico y mental. Segundo, el daño que sufriríamos a nivel mental está estrechamente relacionado con el cómo funcionan la dopamina y la serotonina, y es que estas al funcionar de manera excesiva como consecuencia de la sobreestimulación genera la persecución de actividades y estímulos que no necesariamente están vinculados con nuestra salud, un incremento en la satisfacción y en la adquisición de adicciones, así como de hábitos perjudiciales.

Con esto dicho, los mecanismos neurológicos que entran en juego cuando una persona es adicta a sustancias psicotrópicas son prácticamente los mismos que cuando nos volvemos adictos a cualquier otro tipo de estimulante, como la comida, las apuestas, los videojuegos, el sexo, entre otros. En todos estos escenarios, la dopamina y la serotonina juegan un papel fundamental en la generación de los impulsos por incurrir en comportamientos repetitivos y que generan gratificación inmediata, aún a costa de nuestra salud a largo plazo, de nuestra carrera profesional, de nuestro manejo financiero, y un largo etcétera. Estos principios pueden ser aplicados y explicados para prácticamente cualquier escenario con el cual establezcamos una relación de gratificación instantánea, incluida nuestra relación con la comida y su eventual evolución en una adicción de la manera más insospechada.

Existen casos confirmados por médicos de todo el mundo en el que las personas terminan siendo adictas a la comida por un abanico de razones heterogéneas, en cuyos casos la mayoría están desembocadas en el resultado más evidente:

la obesidad mórbida. Esta es la consecuencia más conocida de la adicción con la comida, aunque no sea cultura general que las consecuencias de la obesidad mórbida no siempre tiene que ver con problemas hormonales, sino con problemas de índole mental. Como toda adicción, la persona no tiene control sobre la conducta que ejecuta aunque ya sepa de primera mano que le está haciendo daño, que la hace infeliz después de finalizar dicha conducta y que debe detenerse; a pesar de esas emociones negativas, su cerebro se configuró de manera tal que lo que le importa es la gratificación instantánea, el momento de comer, los sabores, los olores... Cambiar este comportamiento resulta especialmente difícil para la persona que padece la adicción, porque ya se encuentra impregnado y programado en su cerebro. Sin embargo, reconocer que se tiene un problema de adicción y conocer cómo funcionan los mecanismos es el primer paso y uno de los más importantes para poder resolver el problema, sobre todo cuando se trata de uno tan evidente. Otros problemas aparecen cuando se desarrollan relaciones tóxicas con la comida y estos entran dentro de una relativa normalidad, sin que sea tan evidente los aspectos perjudiciales.

En estos casos, cuando existe una constante segregación de dopamina y serotonina, nosotros empezamos a desarrollar cierta tolerancia a los niveles de satisfacción comunes porque el cuerpo, de manera natural, busca regular y equilibrar su propio funcionamiento, por lo que, si entra en una dinámica anormal y este no logra revertirla, buscará la manera de acostumbrarse a esa progresiva alteración de su funcionamiento para mantener su propia estabilidad, aunque sea en un estado alterado. Los problemas empiezan a aparecer cuando lo que antes nos satisfacía con regularidad y constancia, hoy en día ya nos parece insuficiente y, en consecuencia, buscamos del mismo estímulo en mayor cantidad y/o intensidad. El crecimiento progresivo por la búsqueda del placer viene acompañado irremediablemente por una resistencia cada vez mayor a cada nivel de placer, llegando al punto en el que actividades que antes disfrutábamos hacer, ya no nos genera ninguna emoción (serotonina) ni motivación (dopamina) en realizarla, pero la seguimos realizando de cualquier manera por una cuestión de inercia. Esto no significa que eventualmente estaremos llenos de vacío existencial porque nada nos satisfará. Esto sucede precisamente por la misma sobreestimulación a la que estamos expuestos, a las que nos inducen y nos impulsamos a perseguir. La sobreestimulación, entendida tanto como el exceso de un mismo estímulo, así como la estimulación constante del mismo extendido por largos períodos de tiempo, es lo que realmente generará resistencia de manera progresiva. Así, esto explica el porqué los obesos aumentan la ingesta de alimentos chatarras con el paso del tiempo, el porqué los adictos a las drogas consumen cada vez más y drogas y más fuertes, el porqué los ludópatas gastan cada vez más dinero y en mayores cantidades cada vez, el porqué la gente emplea cada vez más horas en videojuegos, y un largo etcétera.

Las consecuencias de este tipo de comportamiento nocivo son constantemente comparadas con el síndrome de la rana hirviendo. Esta analogía explica que, si la rana es colocada directamente en agua hirviendo, la reacción inmediata del animal será saltar lo más rápido posible fuera del agua. Sin embargo, si colocamos a la rana en agua con temperatura normal y la colocamos a hervir, la rana no notará el cambio progresivo de la temperatura, por lo que cuando el agua ya está hirviendo lo suficiente como para que pueda matar a la rana, es demasiado tarde para que el animal reaccione porque su organismo no está preparado para detectar esos cambios progresivos en la temperatura. Cuando el agua hierve, la rana está demasiado debilitada por el calor como para hacer algo al respecto, y termina por morir hervida. Lo mismo ocurre con nosotros los humanos en estos casos, nuestro organismo no está equipado ni adaptado a ciertas circunstancias y cuando nos damos cuenta de lo que hemos hecho, ya es demasiado tarde para hacer algo al respecto.

Con esto tampoco queremos decir que la dopamina y la serotonina son nuestras enemigas, sino que nos hace vulnerables en incurrir en comportamientos nocivos, por lo que tenemos que tener la conciencia, la fuerza de voluntad y las estrategias apropiadas para que seamos nosotros quienes dominamos nuestra conducta y no nuestros instintos: el objetivo siempre será hacer nuestra voluntad a pesar de que estos factores puedan potencialmente jugar en nuestra contra. Por esta razón, es que resulta importante no evitar, negar o desear que nunca tuviéramos dopamina ni serotonina -pues estas también son fundamentales para nuestra verdadera felicidad -, sino de saberlas aprovechar y entender cómo funcionan para crear las condiciones necesarias en las que ellas harán el trabajo de siempre, pero con la gran diferencia de que servirán a nuestros intereses y propósitos. Con esto, queremos decir que la dopamina y la serotonina también pueden ser nuestras aliadas; de hecho, son nuestras aliadas naturales porque nos motivan y nos generan la satisfacción en aquellas actividades que amamos y, además, son buenas para nuestro bienestar inmediato y futuro. ¿Te imaginas las cosas que las personas adictas pudieran lograr si pudiesen dedicar las mismas energías, tiempo y recursos, en aprender alguna disciplina, en dedicarse a su pasión, en hacer algo realmente productivo para sí mismos y para los demás? ¿Te imaginas lo que pudiésemos lograr si persiguiéramos nuestros objetivos con la misma energía con la que los adictos persiguen sus adicciones? Quienes han hecho esto son, precisamente, las personas que han resaltado prominentemente en la historia, porque más allá de que las personas les atribuyan características de prodigios o genios, lo que tienen estas personas en común es que encontraron su dopamina en el sitio adecuado.

El ayuno consciente es una estrategia que nos permite distanciarnos de la sobreestimulación que existe alrededor con respecto al consumo de la comida, ya sea por el exceso en consumo o por la falta de consumo en exceso. Ambos extremos son manifestaciones distintas del mismo mal. Así como la exaltación casi fetichista de lo que realmente significa el alimento. Histórica y culturalmente, las comidas siempre han estado relacionadas a una especie de rito, ceremonia y tradición, especialmente utilizado como punto de reunión para las familias y amigos, celebraciones, fiestas, etc., lo que evidentemente hace que exista una relación especial con los alimentos, tanto de índole espiritual como religioso. Sin embargo, a pesar de que el contexto actual guarde estas características, lo cierto es que también se ha visto involucrado en el bombardeo información y el mundo de la sobreestimulación y satisfacción de los impulsos; al no cumplirse estos, nos puede llegar a causar un vacío existencial que es solo es consecuencia de una necesidad exagerada y unas expectativas artificiales generadas, pudiendo producirse incluso síntomas depresivos.

Estar inmersos profundamente en el mundo de la sobreestimulación y los impulsos deja poco o nada de espacio para enriquecernos espiritualmente, pues esta actividad es parcialmente retroactiva, proactiva, reflexiva y repetida. Esto quiere decir que es importante tener un momento de distanciamiento -sea cual fuere su tipo- para tener un espacio para la reflexión sobre lo que hemos hecho y sobre lo que estamos haciendo, mientras que buscamos oportunidades para trabajar en nosotros mismos por medio de la realización de proyectos y persecución de logros, todo esto hecho en una base constante y regular que permite darle continuidad a nuestras actividades e ir incrementando el nivel de nuestra labor a lo máximo de nuestras potencialidades. Estos esfuerzos se verían seriamente perjudicados si nuestras energías se encuentran perpetuadas en actividades desechables como el entretenimiento; por otro lado, no es que el entretenimiento sea algo malo de por sí, pero es usualmente confundido con la recreación y/o el ocio, pues el entretenimiento es solo otra forma de consumo que busca que tengamos una relación especial con él y que estemos la mayor cantidad de horas posibles, por lo que debe ser altamente estimulante, llamativo y satisfactorio de consumir. Si hemos desarrollado una relación tóxica con la comida, lo más probable es que se extiendan a otros campos y otras actividades de nuestro quehacer cotidiano, en el cual uno de los posibles escenarios sería la sustitución de una adicción por otra o, peor aún, la suma de otro tipo de adicción.

En conclusión, el ayuno consciente persigue algo más allá que el bienestar físico: busca que entremos en una especie de "desintoxicación" de dopamina, o como suele ser comúnmente conocida en el mundo anglosajón: "*dopamine detox*". Esta desintoxicación de dopamina depura nuestro cerebro y lo regresa a un estado de normalidad verdaderamente natural, y no aquella normalidad alterada. La principal ventaja de esta depuración de exceso de dopamina, según testimonios, consiste en un aumento considerable de energía, mayor facilidad para concentración, mejora el aprendizaje, aumenta los niveles hormonales, mejores capacidades cognitivas, regula apropiadamente nuestras emociones, reduce la ansiedad, otras actividades empiezan a ser disfrutadas, somos más felices y, en general, nos sentimos mejor en todos los aspectos.

Entrar en este proceso de depuración de dopamina no es precisamente difícil, pues se trata simplemente de privarnos de aquello que a lo que somos adictos o tenemos una mala relación; el verdadero reto se encuentra permanecer en él. Los primeros síntomas suelen ser muy similares a los que los adictos a la cocaína sienten cuando entran en desintoxicación, entre los cuales tenemos depresión, ansiedad, desesperación, inquietud, depresión, sudoración, ánimos y energías bajas, entre otros. Por esta razón, mientras estamos sumidos en este estado "inferior" de nuestro desempeño, es cuando vienen a la mente pensamientos auto saboteadores como "¿para qué estoy haciendo esto?", "no vale la pena", "al final, yo no estaba sufriendo" ...lo cierto es que estos pensamientos son consecuencia del proceso de depuración y no están verdaderamente en sintonía con tu voluntad, no son coherentes con la principal razón por la que decidiste adoptar el ayuno consciente. Si decides hacerles caso a estos pensamientos mientras estas en la etapa inicial de depuración, habrás cedido nuevamente a la adicción, habrás regresado al primer paso y continuarás sintiéndote insatisfecho mientras continuas con tu mala relación con la comida.

A nivel orgánico, esto no es más que la dopamina bombardeando tu cerebro a que persiga la adicción ya que no has alimentado a la mente con ello, por lo que te presiona lo suficiente hasta el punto de manipular tus pensamientos. Luego de los primeros días (por lo general consiste entre los primeros tres días o la primera semana) tu cerebro asume que no le suministrarás lo que sea que sea el foco de tu dopamina, y en vez de seguir empleando energía y recursos presionándote a que lo hagas, comenzará a autorregular su propio funcionamiento para que se acostumbre a esta nueva realidad a la que le has obligado estar. Este es un proceso lento, ya que físicamente empiezan a desaparecer los residuos del excedente de dopamina que se encuentran en tus neurotransmisores, pero es una mejora progresiva a pesar de ello. Puede llegar a durar desde semanas hasta varios meses, siendo en promedio un total de seis meses para que tu cerebro se encuentre orgánicamente limpio de los excesos de dopamina y, sobre todo, te hayas encargado de redireccionar esa dopamina hacia tu crecimiento personal.

¿Para quién está recomendado?

El ayuno consciente es una actividad que busca beneficios mentales y espirituales, más allá de aquellos relacionados con el bienestar físico, aunque sean consecuencias irrenunciables. Sin embargo, como se trata de algo tan potencialmente delicado como lo es el alimento, no todas las personas tienen la capacidad de hacerlo. No tanto en términos de voluntad y disciplina, sino en limitaciones mayores como sus condiciones de salud o las necesidades de sus organismos. Por ejemplo, una persona con problemas de insulina, diabética, con problemas de tensión arterial o, en dado caso, anoréxica o con condiciones similares, no son candidatos apropiados para adoptar esta nueva modalidad de alimentación, pues están sujetos a unas condiciones particulares que peligran la vida de quienes las padecen, por lo que adoptar el ayuno consciente puede representar más bien una amenaza para la persona y un deterioro significativo de la salud.

Fuera de este espectro, la población que también se encuentra vulnerable y no se les recomienda adoptar el ayuno consciente son los niños pequeños, adolescentes y adultos jóvenes. Evidentemente, la razón es porque se encuentran en etapa de crecimiento y el desarrollo óptimo de su organismo requiere de una ingesta apropiada de alimentos y nutrientes que favorezcan este crecimiento, pues los recursos que aportan los alimentos no solo va para el mantenimiento y cuidado del organismo, sino que también son utilizados como fuentes de energía para que el cuerpo pueda funcionar y, además, son utilizados para potenciar el crecimiento, por lo que la demanda de nutrientes es muchísimo mayor que en otro tipo de población. Tampoco es recomendable el ayuno consciente en las personas mayores y de tercera edad, pues sus organismos se encuentran técnicamente en estado constante de deterioro y privarlo de nutrientes solo puede acelerar el proceso o empeora el estado actual.

Si no cumples con algunas de estas características, entonces el ayuno intermitente puede beneficiarte si eres un individuo sano cuya relación con la comida se ha tornado complicada y quieres evitar empeorar tu situación o solventarla si ya te encuentras en una dificultad. Si tu caso es de personas que no se sienten conformes con el contenido de sus comidas diarias, si ves que tu ritmo de vida no se adecúa a lo que se supone deberían ser tres comidas al día repartidas en la mañana, mediodía y noche o simplemente no te identificas con la forma de comer común con la que has crecido y buscas una transformación, el ayuno consciente puede ser una gran estrategia y una gran oportunidad para desarrollar otros aspectos de tu personalidad.

8. La alimentación durante el ayuno consciente

Ya sabemos qué ocurre con nuestro cuerpo y la comida, cómo funciona nuestra mente, nuestro sistema, sabemos cómo repercute en nuestro espíritu. Hablamos de beneficios del ayuno consciente, sobre diversos tipos de ayuno y mucho más. Es posible que si has llegado hasta este punto es porque, en efecto, te ha cautivado el tema y te interesa aprender más. Quizás ya planeas comenzar con este cambio de vida y ... hemos dicho que hay que reducir la comida a la necesidad real y no a la necesidad creada, pero, ¿sigo comiendo lo mismo? ¡NO!

Para lograr un cambio real con el ayuno consciente no bastan simplemente con comer cuando el cuerpo lo pida, o con restringirte hasta saber cuál es tu verdadera sensación de hambre. Tomar agua y no pensar en comida no es suficiente. Como todo lo que hemos visto hasta ahora, el proceso continúa siendo global y se necesita que cada parte, como el cuerpo mismo, funcione correctamente. ¿Qué significa esto? Que hay que alimentarnos bien para estar bien.

Veamos, ¿qué es alimentarse bien? Hay demasiados debates en el mundo de la nutrición con respecto a este tema. Se discute desde la cantidad de comida, la cantidad de calorías y de macro y micro nutrientes que se deben consumir. Carnes o no, vegetales crudos o cocidos, frutas, en realidad es glucosa pura. Cientos de personas y cientos de nutricionistas se han encargado de crear un mundo complejo de opiniones al cual no entraremos en estos momentos.

Primero que nada, para tener nuestra propia opinión sobre este tema hay que informarse, educarse, comprender y analizar. A continuación, hablaremos sobre algunos fundamentos básicos a tener en cuenta en referencia a la nutrición, esto nos ayudará a entender de una forma más precisa cómo funciona, o cómo debe o puede, funcionar nuestro cuerpo. Con esto en mente, podremos, posteriormente y de forma individual, experimentar o estudiar qué necesita nuestro cuerpo y cómo podemos dárselo.

Los macronutrientes

Son llamados así los nutrientes principales que nuestro cuerpo necesita, estos son los capaces de aportarle energía al cuerpo, es decir, aquellos que nos permiten funcionar adecuadamente y que ayudan a nuestro organismo a mantenerse activo. Estos macronutrientes son los que aportan mayor cantidad de calorías que se traducen en energía dentro de nuestro organismo.

Los macronutrientes están divididos en tres grupos, cada uno de ellos es esencial para nuestro cuerpo y cumplen una función particular, aunque hay muchas formas de alimentación que prescinden de uno u otro, siempre buscando el equilibrio en otras cosas, claro está.

Las grasas de los macronutrientes: esta es la que aporta mayor cantidad de calorías por gramo, es decir, aporta más energía que, de no ser usada, se acumula en el tejido adiposo y posteriormente se transforma en aquel rollo que tanto te molesta en el cuerpo.

La función de la grasa es, principalmente, funcionar como reserva de energía en caso de no tener la principal (los hidratos de carbono). Otra de sus funciones fundamentales es la de absorción y transporte de las vitaminas liposolubles

237

– que se disuelve en aceites o grasas- algunas de estas vitaminas son la A, K, E, D. Además, ayuda a la absorción del calcio.

Seguramente has estado en el supermercado y de pronto has visto algo: no contiene grasa trans. O has escuchado hablar o leído algunas veces sobre las grasas saturadas. Como se puede sospechar, hay diferentes tipos de grasa y de ellos hablaremos a continuación.

Las grasas saturadas: este tipo de grasas son sólidas cuando están en temperaturas naturales o "temperatura ambiente". Se encuentran más fácilmente en los productos de origen animal: leche, huevos y todos productos realizados con estos ingredientes como la manteca. Este tipo de grasas suelen ser peligrosas por su preponderancia a aumentar los niveles de colesterol. Para personas con este problema o para adultos mayores es poco recomendada, por lo general una dieta sana incluye menos del 8% de este tipo de grasas.

Las grasas insaturadas: este tipo de grasa es líquida a diferencia de las saturadas, esto ayuda a su mejor absorción, y su consumo no altera los niveles de colesterol en el cuerpo. Podemos encontrar este tipo de grasas en productos de origen vegetal como el aceite de soya.

Las grasas trans: este tipo de grasa es aquella que ha sido tratada, es decir, no es natural ni tiene un origen en el mundo salvaje a diferencia de las otras dos: una nace de los vegetales y otra de los animales, las grasas trans nacen del laboratorio y son de las más dañinas. Este tipo de grasa se hace aún más sólida que la grasa saturada y, por ende, aumenta aún más los niveles de colesterol. Este tipo de grasas se encuentra en alimentos procesados como golosinas, algunos lácteos y más.

Como puedes ver, la grasa por sí sola no tiene nada de malo, no es un macronutriente al que debemos huirle. Por el contrario, si sabemos consumirla y tomamos decisiones acertadas puede ser una gran aliada. Existen dietas cuya principal fuente de energía es la grasa, como lo es la dieta cetogénica.

Los hidratos de carbono –o mejor conocidos como carbohidratos-: esto son, por excelencia, la principal fuente de energía de la dieta regular. Una de sus funciones primordiales además es desarrollar la flora microbiana –conjunto de microorganismos que se localizan en ciertos lugares del cuerpo para protegerlo, como, por ejemplo, el intestino-. También es útil para la absorción de ciertas vitaminas y para metabolizar la grasa de forma efectiva. Como verás, los carbohidratos parecen tener todo a su favor, pero el exceso de este macronutriente puede llevar a que la energía acumulada proveniente del almidón se transforme en azúcar, lo que posteriormente puede ocasionar enfermedades o padecimientos entre ellos la diabetes y la obesidad.

Es por esto que es sumamente importante consumir los carbohidratos adecuados, aquellos con menos porcentaje de almidón y azúcares, como, por ejemplo, los vegetales. ¿Cuáles son aquellos que debemos evitar? Los carbohidratos provenientes de las golosinas, galletas, harinas refinadas como la harina de trigo o la harina de maíz.

Otro factor importante a tener en mente es el tiempo que le toma al organismo consumir la energía suministrada, por lo general, el cuerpo tarda mucho más tiempo en utilizar las calorías proporcionadas por la grasa, lo que indica que nos mantendremos más tiempo saciados y por ende consumiremos menos cantidad de calorías por día. Por otro lado, los carbohidratos se metabolizan mucho más rápido, es por esto que cuando llevamos una dieta alta en este macronutriente se suele comer en excesos: más pan, más harina, más galletas, etc. Esto, posteriormente, lleva a un aumento de peso y además a una desmejora de salud importante. Es aquí cuando se resalta lo crucial de una dieta balanceada donde cada aporte sea el necesario y no excesivo.

Las proteínas: son el macronutriente que está presente en todos los tejidos del cuerpo, tanto a nivel de músculo como de órganos. Su importancia es enorme para el mantenimiento de un cuerpo estilizado y funcional. La proteína se puede conseguir en diversos alimentos: existe la proteína animal que proviene de la carne, y la proteína vegetal que proviene de las legumbres y vegetales. Su función principal es el desarrollo y fortalecimiento de los músculos, es por esto que las personas que busquen tener un cuerpo definido deben consumir buenas cantidades de proteína diaria al igual que los deportistas.

También ayuda a la producción de hormonas y de algunos jugos gástricos, ayuda al fortalecimiento del sistema inmunológico y además al transporte de oxígeno en sangre. De los tres macronutrientes este es el que aporta menor cantidad de calorías o energías por día a la dieta, por lo que se suele consumir en cantidades más grandes que los otros dos.

Es importante tener en mente que hay alimentos que pueden tener tanto grasas, como carbohidratos como proteínas, sobre todo con alimentos procesados o comidas pre-cocidas.

Pero los macronutrientes no engloban todo lo que la dieta humana necesita, si bien son los tres más complejos, hay nutrientes más simples que son igual de cruciales para el buen funcionamiento de nuestro cuerpo.

Los micronutrientes

Si bien la cantidad de micronutrientes que el cuerpo necesita es menor que la de macronutrientes, también son esenciales para la vida. Su función principal es la de favorecer las reacciones químicas. Los micronutrientes pueden dividirse en dos: minerales y vitaminas.

Vitaminas: estas son cruciales para el cuerpo humano, principalmente para las células vivas que lo conforman. Existen 13 vitaminas esenciales que el cuerpo necesita para funcionar adecuadamente. Hay dos tipos de vitaminas, las liposolubles que son la A, E, D, K y las vitaminas hidrosolubles, es decir, que se disuelven en agua y son imposibles para el cuerpo almacenarlas, por lo que su ingesta diaria es crucial para que tengan los efectos adecuados en el cuerpo, algunas de estas son: la vitamina C, B1, B2, B12, H. Las vitaminas B son importantes para el cuerpo a nivel metabólico ya que ayudan a liberar la energía.

Las vitaminas se consiguen en los alimentos y depende de cada alimento la vitamina que tendrá. Por ejemplo, quizás hay alimentos que contengan vitamina A como la zanahoria, pero que no tenga vitamina D, la cual sí está presente en los huevos.

Los minerales: Los minerales están presentes en la dieta diaria en menos cantidad que las propias vitaminas. Son importantes en el cuerpo ya que su principal función es la ayuda para la creación de enzimas –que son catalizadoras de reacciones químicas en el cuerpo-. Los minerales además se pueden dividir en dos tipos.

Los macrominerales: (calcio, potasio, sodio, magnesio y hierro). Dentro de estos minerales hay diferentes funciones, de las cuales hablaremos en un momento.

Los microminerales: (zinc, fluoruro, cromo y cobalto). Al igual que los macros, estos minerales tienen funciones particulares que a su ves podemos clasificar en tres:

La función reguladora: en esta clasificación se encuentra el yodo, que se encarga de regular la glándula tiroidea.

La función estructural: el calcio, por ejemplo, forma el tejido óseo. Y el hierro forma la hemoglobina.

La función de transporte: estos son minerales que sirven para transportar a través de la membrana celular, como por ejemplo el sodio y el potasio.

Estas son algunas de las nociones más básicas con respecto a las exigencias que nuestro cuerpo nos pide a la hora de alimentarnos, con esta ayuda podremos ahora elegir adecuadamente los alimentos que vamos a ingerir.

Los mejores alimentos, y los peores

Es momento de hablar de forma más concreta, hasta ahora hemos hablado de funciones, de esenciales y de procesos del cuerpo, pero ¿qué comida es buena comer? Esta es la pregunta que te estarás haciendo en este momento. Vamos a hablar de los mejores -y peores- alimentos que puedes consumir, guiándonos por el orden de macronutrientes, es decir, vamos a clasificar en tres: grasas, hidratos de carbono y proteínas.

Las grasas: ya antes hablamos sobre los tipos de grasa y cuáles eran más recomendables que otras. Dijimos que la mejor grasa para consumir era aquella insaturada, ya que es más líquida que la saturada y la trans. Entonces ¿cuáles son esos alimentos que contienen esta grasa saludable?

Cuando buscamos alimentos de origen vegetal que contengan este tipo de grasa, encontramos las nueces, las semillas de girasol y linaza, también aceites como el de soja o cártamo son altos en este tipo de grasas buenas, incluso puedes encontrar este tipo de grasa en los aguacates o paltas. Si, por el contrario, buscas un alimento que sea de origen animal y que pueda aportarle más masa a tu plato, tenemos diversos pescados como el salmón y la trucha.

Con esto no queremos decir que el resto de las comidas que contengan grasas saturadas o trans deban estar totalmente prohibidas en las comidas, sin embargo, hay que medirlas muy bien y buscar consumirlas lo menos posible, sobre todo, si se sufre de colesterol alto o si se es una persona de más de 60 años.

Algunos alimentos que contienen grasas saturadas pueden ser: aceite de coco, productos de origen animal como lo son las carnes rojas, el pollo, algunos pescados, la yema del huevo, etc. Como puedes ver hay grasas saturadas en una variedad de alimentos que el común de las personas suele consumir a menudo como lo son las carnes, esto no quiere decir que estos productos sean letales para tu dieta, pero si quiere decir que deben ser preparados e ingeridos con cierto grado de moderación.

Las grasas trans son las más peligrosas como ya sabemos, lo importante aquí es evitarlas al máximo posible. Si queremos cambiar nuestra alimentación y perder peso o mejorar nuestro organismo, lo ideal es evitar las comidas procesadas – donde suelen estar presentes estas grasas-. Las frituras precocidas, las golosinas saladas fritas, las galletas, los hojaldres, la manteca.

Cuando hablamos de los carbohidratos el asunto podríamos dividirlo en dos grandes grupos: los vegetales y los procesados.

Lo más recomendable es cubrir la mayor parte de carbohidratos en el primer grupo, aunque no lo creamos es posible llevar una alimentación alta en carbohidratos comiendo solo vegetales, por eso también hay que seleccionar los mejores y no excedernos con lo que contienen altos porcentajes.

Una guía ideal para escoger vegetales con menos cantidad de carbohidratos es seleccionar los que nazcan por encima de la tierra, lo que nacen por debajo, contendrán más. Vamos de menor a mayor cantidad:

- Espinaca
- Lechuga
- Espárragos
- Aguacate
- Pepino
- Aceitunas
- Calabacín
- Coliflor
- Brócoli
- Pimiento
- Zanahoria
- Cebolla

- Remolacha
- Nabo
- Papa
- Camote

Si queremos hablar sobre el segundo grupo, este engloba todo lo que son harinas, azúcares y almidones procesados. En este grupo se puede recomendar la sustitución de ciertos productos por otros, como, por ejemplo: en lugar de harina de trigo, es recomendable la harina de almendras. Evitar en la mayor medida de lo posible panes blancos con pocos ingredientes nutritivos, pastas y arroces en exceso y sobre todo los postres como galletas y tortas.

Usualmente cuando hablamos de proteínas, pensamos automáticamente en la que es de origen animal: carnes, huevos y poco más. Lo mejor para seleccionar el tipo de carne que consumiremos es fijarnos en sus porcentajes de grasa y en el corte de la carne. Hay algunos cortes de carne que contienen más grasa que otra cosa. Si eres carnívoro lo ideal es ir viendo qué tipo de carne te favorece más, aunque las recomendadas son: la pechuga de pollo y los pescados.

Pero, si eres vegetariano o vegano tu consumo de proteína no tiene por qué verse afectado en absoluto, también puedes conseguirla en alimentos como: soja, seitán, amaranto y legumbres.

Lo ideal es que con toda esta información cada persona pueda ir creando su propio menú a partir de fallo y acierto. No siempre los alimentos que escojamos nos van a gustar a nosotros o a nuestro cuerpo, es por eso que el proceso de cambio es tan largo, sin embargo, hay que ser constantes y no rendirse.

La mala digestión, el cuerpo responde

Cada cuerpo es un mundo y aunque biológicamente sean muy similares unos a otros, siempre hay particularidades que nos diferencian de los demás, más allá de nuestro propio ADN. Lo que un cuerpo recibe bien otro puede que no lo tolere, como hay personas intolerantes al gluten o a la lactosa, y otras, dentro de un mismo ciclo familiar, que no tienen ningún tipo de inconvenientes con los alimentos.

El cuerpo es sabio y él sabe hablar, solo tenemos que aprender a escucharlo correctamente y no a través de sesgos que nosotros mismos creamos.

Usualmente cuando tenemos cambios drásticos – e incluso progresivos- de alimentación, el cuerpo reacciona de formas insospechadas, algunas personas lo llevan muy bien, pero otras no tanto, es entonces cuando tenemos problemas digestivos, malestares, debilidad, cambios físicos y muchos otros síntomas. Aunque muchos de estos cambios pueden ser temporales mientras el cuerpo se adapta, no hay que darlos por sentado e ignorarlos por completo.

Hay posibilidades de que tu cuerpo esté rechazando la nueva alimentación o incluso algún alimento en particular. Trata de ser cuidadoso con los cambios y si ves algún síntoma que te preocupe específicamente, acude a un médico.

Bien, dijimos que el cuerpo sufre o reacciona ante cambios, ¿cómo son estos cambios? ¿cómo comenzaste? ¿cuánto tiempo te tomó? ¿cuándo comenzaron los síntomas? Todo eso debes tenerlo en cuenta. Por ejemplo:

Una chica decide cambiar de un día para otro su alimentación: comía comida chatarra a diario y en exceso, odiaba los vegetales y comía sal y azúcares a cada instante. De pronto es vegana y come sano diariamente. Su cuerpo reacciona en contra y comienza a rechazar la comida, se siente débil y cansada. ¿Síndrome de abstinencia? Posiblemente. Al dejar de lado todo lo que acostumbraba y tener nuevos hábitos, por mucho que sean mejor que los anteriores, el cuerpo reaccionará.

Lo ideal es hacer cambios pequeños y progresivos, una semana cambiar algo, a la siguiente eliminar otra cosa y luego ir comiendo menos, poco a poco hasta que tu mismo cuerpo comience a guiarte por el camino. Quizás durante el primer mes creas que necesitas cuatro comidas al día, pero estando en el ayuno consciente te podrías dar cuenta que al segundo mes realmente comes dos veces y estás bien. Incluso hay personas que pueden comer una vez al día y sentirse perfectamente. Todo depende de la persona y de cómo logre conectarse con su propio cuerpo para darle lo que necesita.

No te angusties ante las dificultades, por el contrario, préstales atención y escúchalas, que en ellas tendrás la respuesta correcta. Deja que tu cuerpo y tu mente logren confluir a un mismo ritmo, debes adaptarte de la misma forma que el cuerpo se adapta a tus cambios, concéntrate en tu progreso y no dejes que nada pase por alto.

Es importante cada día al despertar y antes de dormir reflexionar sobre el estado corpóreo y mental en el que nos encontramos, date unos minutos o incluso unos segundos de reflexión e introspección, de esta forma llegarás tarde o temprano a un equilibrio.

9. Programas personalizados

Acabamos de hablar sobre lo particular que cada cuerpo puede llegar a ser y de la importancia de escucharlo cuando nos da señales. A continuación, hay algunos menús que sirven como guía o para tener alguna idea sobre las comidas que se pueden hacer que sean saludables y completas. Los menús variarán su cantidad de comidas según la categoría.

Estos menús están divididos en categorías: principiante para aquellas personas que están apenas comenzando a realizar un ayuno o que apenas están dejando atrás la comida chatarra. Los intermedios para las personas que tienen dos o tres meses en este proceso. Los avanzados para aquellos que tienen tiempo en esta práctica, pero necesitan un poco más de ideas para sus comidas. Y otras dos secciones para los vegetarianos y veganos, creando un menú acorde a su alimentación.

Estos menús no son obligatorios y no debes realizarlos si no te gustan o si no te sientes cómodo con las comidas.

Principiantes

- Desayuno (o primera comida):

Una tostada de pan integral o el más natural que consigas.
Una rebana de queso, de preferencia mozzarella o algún queso bajo en carbohidratos. – El aporte de carbohidratos los llenamos con el pan-.
Un trozo a gusto de palta o aguacate.

Aderezar con sal y / o pimienta moderada, puedes añadir un poco de aceite preferiblemente de cártamo o alguno que no contenga grasas trans o saturadas.

- Almuerzo (o segunda comida):

200 gramos de carne magra: pollo, pescado o de res. La carne de preferencia, que no contenga grasas.
Una ensalada de vegetales bajos en carbohidratos: lechuga, tomate y cebolla aderezado con sal, pimienta y algún aceite vegetal de forma moderada. Se le puede añadir un toque de miel para darle más gusto y recuperar un poco de azúcar.
(Opcional) de verlo muy necesario agregar alguna fuente de carbohidratos extra como arroz integral o algún vegetal de alto contenido en hidratos como una papa o camote.

- Merienda (tercera comida): -opcional-

Una porción pequeña de fruta

- Cena (cuarta comida):

Una porción generosa de vegetales salteados, cocinados a la plancha o al vapor: espárragos, coles de Bruselas, espinaca, etc. Todos bajos en hidratos. Aderezados con sal pimienta y aceite de cártamo.
Uno o dos huevos cocidos con sal.

Intermedios

- Desayuno (o primera comida):

Dos huevos cocidos
Media palta
Una lonja de jamón serrano (o el que consigas que tenga menos cantidad de sodio e hidratos)
Sal y pimienta.

- Almuerzo (o segunda comida):

Una porción de pasticho o lasaña baja en carbohidratos – se sustituye la pasta por lonjas d berenjena y calabacín. Se utiliza menos condimentos y una salsa de tomate natural. Un queso mozzarella, o el más bajo en hidratos que consiga. La carne debe ser magra, bien sea pollo o de res.

- Cena (o tercera comida):

Un bowl de vegetales salteados, todos bajos en carbohidratos porción a gusto.
Sal, pimienta y aceite de cártamo.

Avanzados

- Desayuno (o primera comida):

Dos lonjas de salmón ahumado
Una cama de espinacas, berenjenas y calabacines fileteados a la plancha.

Sal y pimienta.
Media fruta.

- Almuerzo (o segunda comida):

200 gramos de proteína, de preferencia a la plancha. Espárragos con trocitos de zanahoria a la plancha o ensalada de vegetales bajos en hidratos con trozos de zanahoria.

Vegetarianos

- Desayuno (o primera comida):

2 huevos hervidos con palta.
Sal y pimienta.
Una porción de fruta

- Almuerzo (o segunda comida):

Lentejas con palta o aguacate, tomate y trozos de queso mozzarella envuelto en fajitas de harina de almendras.

- Cena (o tercera comida):

Ensalada de berro con nueces en vinagreta de limón y cilantro.

Veganos

- Desayuno (o primera comida):

Hummus con bastones de pan integral.
Una fruta a elección.

- Almuerzo (o segunda comida):

Seitán con tomate y cebolla, envuelto en hojas de lechuga o espinaca.
Brócoli a la plancha.

- Cena (o tercera comida):

Albóndigas de garbanzo con vegetales surtidos bajos en hidratos.

Consejos útiles

➢ Mantente atento a cómo se siente tu cuerpo luego de ingerir un nuevo alimento o luego de probar por primera vez un ayuno más prolongado de lo normal. Anota estos progresos diariamente para llevar un control de las reacciones de tu organismo. Esto te ayudará a tener una mejor idea de qué te funciona y que no.

➢ Come sin distracciones, si comes mirando la televisión o conversando con alguien posiblemente comas de más. Tu mente debe estar concentrada en conjunto con tu cuerpo al momento de comer para precisar el momento en el que estás realmente saciado. De esta forma no comas más ni menos.

➢ No ingieras demasiado líquido antes o durante la comida, la idea no es llenarte de agua o vacíos, la idea es alimentarte adecuadamente y quedar satisfecho realmente. No busques engañar a tu cuerpo.

➢ Experimenta con las porciones dentro de tu plato sin dejar ningún macronutriente demasiado escaso. Quizás tu cuerpo se sienta mejor ingiriendo más proteína o menos grasas, lo ideal es experimentar hasta encontrar lo mejor para ti.

➢ Cuando tengas hambre detente y trata de identificar el origen de esa sensación. ¿es emocional? ¿es mental? O ¿realmente es tu cuerpo?

➢ Varía tu menú, no comas siempre lo mismo ya que tu mente se cansa y puedes verte más propenso a los excesos o a las comidas poco saludables.

➢ No te obsesiones, esto no se trata de contar calorías, carbohidratos o azúcares. Come con moderación, pero no te dejes llevar por los números.

➢ Revisa los empaques de tus productos, sobre todo aquellos procesados. Busca ingredientes naturales y opta por los que contengan menos ingredientes.

➢ Trata de comer comida fresca, más vegetales y carnes frescas. Evita los embutidos y enlatados lo más posible, así como los fiambres.

➢ Mantente hidratado en todo momento, no dejes de beber agua durante las horas de ayuno y tampoco durante las horas de ingesta alimentaria.

➢ Evita ingerir calorías en las bebidas: refrescos, jugos con azúcar o bebidas energizantes. Este tipo de calorías suelen ser las más vacías y repletas de azúcares dañinos, que además no te sacian el apetito.

➢ Disfruta el proceso y no desesperes. Las mejoras no aparecerán de un momento a otro, sin embargo, si eres atento podrás notarlas rápida y progresivamente.

➢ Respeta tus límites, no te dejes llevar por las influencias de terceros, si crees que has llegado a tu límite, quédate allí y mantente firme.

El ejercicio como aliado

El ejercicio es a lo que mucha gente le huye cuando se trata de una vida sana. El gimnasio, las pesas, las tres horas haciendo ejercicio y los abdominales marcados asustan a muchos. Pero la realidad es que no hace falta hacer estos grandes esfuerzos ni gastar dinero en materiales para mantener el cuerpo activo y recibiendo los beneficios del ejercicio. Veamos:

Los beneficios de unos músculos fuertes no solo son estéticos, sino que esto ayuda a que los mismos órganos estén mejor protegidos ¿Cómo logramos tenerlos? El ejercicio ayuda a aumentar la fibra muscular, por lo que el músculo se fortalece cada vez más y gracias a esto se vuelve más resistente. Esto ocurre gracias a unos micro desgarros que ocurren al momento de hacer ejercicio de fuerza, esto fomenta la reparación y el crecimiento muscular, dejando menos lugar para la grasa.

Además, cuando el índice cardíaco aumenta, llega mayor sangre oxigenada a los músculos, disminuyendo la presión arterial, lo que disminuye riesgos cardiacos.

Pero los beneficios del ejercicio siguen: también libera endorfinas. Esta hormona ayuda a aliviar el estrés y la depresión, a nivel cerebral también beneficia nuevas conexiones neuronales lo que mejora los procesos cognitivos como lo pueden ser la memoria, la comprensión y la concentración.

El ejercicio físico moderado mejora el sistema inmunológico, esto pasa ya que hay una disminución de las células blancas del sistema inmune, que son las encargadas de defendernos, ellas comienzan a concentrarse en las zonas específicas que el cuerpo está trabajando o donde el cuerpo más lo necesita: en los músculos. Luego del ejercicio hay un incremento grande de estas células en la sangre. Teniendo, así como resultado final un incremento del sistema inmunológico, que a larga se traduce en un mejor funcionamiento y en la mejora de las defensas contra otros problemas, como, por ejemplo, enfermedades.

Ya vemos que el ejercicio es importante para mantenerse sano y que además trae muchos beneficios que ni siquiera hemos alcanzado a enlistar aquí. Para ayudarte a adaptar un poco tu vida al ejercicio haremos una rutina corta de un día donde trabajarás todo el cuerpo, esto puedes hacerlo desde casa y con materiales que seguro tienes por ahí. ¡No hay excusa! Son rutinas rápidas que podrás hacer a cualquier hora del día.

Sedentarios

Comienza movilizando las articulaciones para una activación neuromuscular, durante cinco minutos. Haz movimientos circulares en las muñecas, los pies, las caderas, hombros y cuello.

Luego camina sobre un terreno plano a velocidad intermedia a leve durante unos 20 minutos. Para finalizar estira piernas, brazos y cuello.

Este plan está indicado para personas en extremo sedentarias, o para adultos mayores con poca actividad física regular.

Principiantes

Comienza movilizando las articulaciones para una activación neuromuscular, durante cinco minutos. Haz movimientos circulares en las muñecas, los pies, las caderas, hombros y cuello.

Luego, haz trote estático durante 5 o 10 minutos. Realiza sentadillas tradicionales, diez repeticiones y tres series. Posteriormente jumping jacks, diez repeticiones y tres series. Con botellas de agua de un litro o litro y medio, levantamiento frontal y lateral de brazos. Diez repeticiones y tres series.

Para finalizar, diez minutos de trote estático o caminata a ritmo intermedio.

Intermedios

Comienza movilizando las articulaciones para una activación neuromuscular, durante cinco minutos. Haz movimientos circulares en las muñecas, los pies, las caderas, hombros y cuello.

Quince minutos de trote estático, Lunch dinámico – piernas y brazos- con botellas de dos litros o mancuernas de tres a cinco kilos. Tres series de diez repeticiones.

Luego, hacer sentadillas tradicionales, doce repeticiones y dos series.

En polea con palanca larga, patada hacia atrás para glúteo con un peso de tres a cinco kilos. Doce repeticiones en serie de tres.

Volviendo a las botellas de dos litros o a las mancuernas de tres kilos, tríceps unilateral – con un brazo- tres series de diez repeticiones.

Hacer fondo, doce repeticiones de tres series.

20 segundos de plancha con apoyo corto.

20 segundos de plancha lateral – de cada lado-.

Abdominales crunch, doce repeticiones de tres series.

Para finalizar, quince minutos de trote estático y luego estirar brazos, cuello y piernas.

Avanzados

Comienza movilizando las articulaciones para una activación neuromuscular, durante cinco minutos. Haz movimientos circulares en las muñecas, los pies, las caderas, hombros y cuello.

20 minutos de carrera estática o trote.

Imitando la rutina anterior, pero aumentando las repeticiones, haciendo 20 repeticiones de cada ejercicio con cuatro series en lugar de tres.

Consejos útiles

➢ Asegurarse de mantenerse hidratado durante el entrenamiento.

➢ Es importante la rutina del estiramiento para evitar lesiones musculares.

➢ Debes comer adecuadamente antes del entrenamiento.

➢ Tener mucho cuidado con las posturas al momento de levantar peso o hacer cualquier postura de los ejercicios ya que puede llevar a una lesión.

➢ Si hay una molestia o dificultad importante durante el ejercicio, detente y no sobreexijas al cuerpo.

➢ No te obsesiones con los ejercicios, recuerda que los excesos también dañan al cuerpo y un exceso de actividad física puede llevar a lesiones.

➢ Asesórate con un profesional si ves que se te complejiza mucho realizar ejercicios por tu cuenta.

➢ No hagas los mismos ejercicios siempre, ya que estarás saturando el mismo musculo, impidiendo que pueda regenerarse y curarse de los micro desgarros.

➢ No te dejes llevar por la rutina de otros, si sientes que estás cómodo con la tuya y que cambiarla te afecta negativamente, continúa con tus ejercicios, no todos los cuerpos toleran lo mismo.

10. Otros tipos de ayuno

Existen muchísimos métodos de ayuno con distintos beneficios, propósitos, ventajas, desventajas, así como respaldo científico verificable y confiable. Entre las técnicas más populares aparte del ayuno consciente, tenemos:

- Ayuno de días alternos: es uno de los métodos más simples y más conocidos, que consiste en una estricta restricción calórica intercalada a lo largo de los días. Si bien las horas en ayuno pueden variar, la forma más común consiste en ayunar un día y un día no.

- Ayuno intermitente: se caracteriza por una restricción mínima de 12 horas de ayuno, siendo un máximo de 16 horas de ayuno la más popular y la más declarada con resultados favorables. Este ayuno consiste en una restricción calórica diaria de entre 12 a 16 horas, mientras que en las horas restantes la persona puede ingerir los alimentos que quiera o acompañar el ayuno con una dieta cetogénica para potenciar y acelerar los resultados. Se recomienda asistir a ayuda profesional para evaluar las condiciones particulares de cada persona antes de iniciar el ayuno intermitente. El contenido de la dieta busca agotar las reservas de glucógeno al utilizar fuentes de energía ajenas a los carbohidratos.

- FMD (Fast-mimicking diet): esta dieta busca reproducir los efectos del ayuno sin dejar de proveer al cuerpo de nutrientes. Consiste en seguir un programa de cinco días que se puede extender desde uno a seis meses, en el cual se consumen alimentos pre-empaquetados en porciones y cantidades específicas que deben ser respetadas en cada día de los cinco a la semana. Los platos son vegetarianos, bajos en carbohidratos y en proteína, pero con altos niveles de grasa saludable el aceite de linaza y el aceite de oliva.

- WHEN (When Hunger Ensure): más allá de ayunar en períodos específicos y planificados mientras luchamos constantemente contra nuestro cuerpo, el ayuno WHEN (además de sus siglas en inglés, también significa *cuando*) es un método que consiste en comer únicamente *cuando* tengamos hambre. A veces, por impulso o por costumbre, comemos en los momentos en los que se supone tenemos que comer - como en el desayuno- aun cuando realmente no tengamos ningún tipo de apetito. El ayuno WHEN nos permite saltarnos las comidas en caso de que realmente nuestro cuerpo no lo pida, y únicamente consumir cuando estemos hambrientos de manera natural.

Ahora, frente a la multitud de opciones, técnicas y métodos de ayuno, ¿cuál es la diferencia entre ellos y el ayuno consciente?

La principal diferencia generalizada es el propósito. Mientras que los otros ayunos tienen el propósito de cambiar hábitos alimenticios por conveniencia, para buscar un mayor bienestar físico, para perder peso, para acoplarlos a una nueva, el ayuno consciente trasciende el aspecto orgánico y busca un mejor estado mental y espiritual. Si bien los otros ayunos pudieran conseguir tales efectos, en caso de otorgarlos sería de manera no intencionada. Por otro lado, el ayuno consciente puede conseguir efectos en la mejora del bienestar físico, pero de manera no intencionada.

Con respecto a las diferencias entre ayuno consciente y el ayuno de días alternos, tenemos que, aparte del propósito, también se encuentra la distribución de la restricción calórica. El ayuno consciente no tiene una restricción estricta de tiempo de consumo de alimentos, por lo que es altamente flexible y moldeable de acuerdo a las necesidades y a los intereses espirituales y mentales de cada persona; por otro, el ayuno de días alternos en su forma más básica tiene períodos de restricción calórica más delimitados y bajo cierto patrón, como es el de un día de ayuno y un día de alimentación normal. Sin embargo, a pesar de estas delimitaciones, el ayuno de días alternos puede jugar con las cantidades de días de restricción calórica y de consumo, ya sea extendiendo o acortando los días correspondientes. En este sentido, el ayuno de días alternos se aleja más del ayuno consciente y se asemeja más al ayuno intermitente, en tanto los propósitos que busca, en general, consisten en la pérdida de peso, en la desintoxicación del cuerpo y en la adquisición de nuevos hábitos alimenticios.

En el caso del ayuno intermitente, esta es una de las modalidades más heterogéneas de todas las que existen actualmente. Por lo tanto, también la más conocida y utilizadas. Las variaciones del ayuno intermitente han ido evolucionando hasta tal punto que algunos de sus derivados se han afirmado como métodos de ayunos separados y distinguidos del original. Por esta razón, es que muchos de los ayunos que conocemos son relativamente flexibles porque los niveles de intermitencia pueden ajustarse dependiendo de las necesidades y las capacidades de cada persona. El ayuno intermitente básico -o al menos, el más conocido- no restringe la ingesta calórica por más de un día, como lo haría su contraparte de días alternos, sino que busca prolongar dentro de lo posible las horas del día en las que no comes con el objetivo de entrar un estado en el que el cuerpo comienza a consumir la energía almacenada, ya sea con el propósito de liberar las toxinas de tu cuerpo y/o quemar calorías. En este caso, se ha visto una tendencia creciente en el que el ayuno intermitente es acompañado de una dieta cetogénica para potenciar dicho proceso, pero esto hace al proceso todavía más delicado por dos grandes razones: la primera, es que los ayunos refieren más a una forma de organizar nuestras comidas y no necesariamente a los contenidos de estas -especialmente cierto cuando hablamos del ayuno intermitente; la segunda, porque requiere de una evaluación médica que permita diagnosticar si es necesario, prudente y/o conveniente comenzar una dieta cetogénica, pues las consecuencias negativas pueden atentar seriamente con el bienestar del participante por el resto de su vida como también pudiese no brindar ningún tipo de resultado porque el cuerpo ni libera las toxinas ni quema las calorías. En este punto, es importante contar con ayuda profesional para saber qué es lo que está pasando, qué hacer para corregirlo y que esté alineado con el objetivo. Entre los formatos más comunes del ayuno intermitente se encuentran el 12/12 y el 16/8: el primero significa 12 horas de ayuno y 12 horas en los que podemos comer, el segundo significa 16 horas de ayuno y 8 horas para poder comer. Evidentemente, a mayor cantidad de horas, mayores calorías reservadas son utilizadas. Si se trata de una persona que solo realiza ayuno intermitente porque le resulta conveniente por cuestiones de horarios y administración de su propio tiempo, el formato 16/8 suele ser el más utilizado, pues se tienen mayores horas al día para ser productivo en otras actividades. Además, la dieta cetogénica es opcional, por lo que las 8 horas en las que podemos ingerir alimentos no tenemos que preocuparnos por mantenemos en déficit calórico, consumimos justo lo que el cuerpo necesita o nos excedemos. Existen formatos del ayuno intermitente en los que, por ejemplo, lo que la persona comería normalmente a lo largo de esas 8 horas lo consumiría en una sola comida de proporciones bastante grandes en las que podría demorar incluso 1 hora en terminar. Este formato busca ser todavía más eficiente y tratar de saciar el apetito de una sola sentada, sin que esto signifique un déficit calórico. Como podemos ver, el ayuno intermitente sigue estando fuertemente vinculado con el propósito de perder peso, además de la conveniencia con la que se puede administrar el tiempo diariamente. Luego tenemos el FMD (Fast-mimicking diet), que busca imitar los efectos del ayuno -restricción calórica absoluta- sin dejar de suministrarle al cuerpo alimentos. Técnicamente es una dieta y no un método para ayunar. Se caracteriza por ser altamente prescriptivo comparado con sus homólogos, en tanto sigue un programa estricto de régimen alimenticio en el que se señala cuáles son los días de consumo -generalmente cinco días a la semana-, por cuánto tiempo -entre uno a seis meses-, cuáles alimentos -vegetarianos-, en qué porciones y el aporte nutricional específico. Viene acompañado no solo del programa y de las instrucciones, sino de los alimentos ya preparados y dispuestos en sus empaques para que la persona no cometa errores en añadir o eliminar alimentos, o prepararlos de manera incorrecta de manera que alteren su composición. Esta dieta tiene como principal propósito la pérdida de peso como si estuvieras ayunando, ofreciendo una relativa ventaja de que no tienes que dejar de comer por períodos extendidos de tiempo ni tampoco cocinar -en caso de que eso represente algún inconveniente. Dependiendo de los gustos, puede que esta ventaja no resulte tan conveniente por el hecho de que no tienes la libertad de seleccionar los alimentos ni su modo de preparación, por lo que para algunas personas puede resultar un poco dificultoso.

Por último, tenemos el método WHEN (When Hunger Ensure). Su principio es extremadamente básico: comer *cuando* lo necesites. Es una de las formas que más se parecen al ayuno consciente en tanto su propósito natural no es la pérdida de peso ni una ventaja conveniente para nuestra organización cotidiana, sino que busca controlar los niveles de apetito y saciedad haciendo que nos alimentemos cuando **realmente** tenemos hambre, y no cuando comencemos a sentir ansiedad por consumir alguna golosina o cualquier otro tipo de alimento, aun cuando nos sintamos llenos. El propósito y los objetivos del ayuno WHEN buscan modificar conductas nocivas y modificar la manera en la que percibimos la comida, limitándolas única y exclusivamente a la satisfacción de una necesidad fundamental en nuestro ciclo de vida sin que nuestra existencia gire alrededor de ella. Por otro lado, los motivos que pueden conducir a adoptar este método de ayuno pueden ser bastante heterogéneos, en tanto la persona simplemente pudiera parecerle más cómodo y propio para su cuerpo comer cuando lo necesite y evita comer sin ningún tipo de apetito, en otros casos simplemente resulta inconveniente para la persona comer en horarios estrictos y es más cómodo comer cuando lo necesite, entre otra variedad de razones que no terminaríamos de mencionar en este texto. En este punto, el método WHEN simplifica la comida al entenderla específicamente como una necesidad natural básica que puede ser fácilmente satisfecha, mientras que el ayuno consciente busca ir todavía más allá al embarcarnos en un proceso deliberado de entrenamiento espiritual y mental.

Conclusión Ayuno Consciente
¿Por qué hacer el ayuno consciente?

A lo largo del texto hemos visto los diferentes beneficios que trae este tipo de ayuno al cuerpo, a la mente e incluso al espíritu y a la tranquilidad en general. Sin lugar a duda una de las mayores razones por las que se recomienda este tipo de forma de vida es precisamente por la oportunidad de encontrarse a uno mismo a través del crecimiento personal, el auto control y disciplina que están relacionados al ayuno consciente.

Este tipo de ayuno, como ya sabemos, no se enfoca únicamente en dejar de comer cierta cantidad de tiempo, su foco no es perder peso – aunque sea uno de los beneficios-, el enfoque que da esta alimentación es la sanación y el reencuentro con uno mismo y su cuerpo. Se quiere crear un puente de comunicación y dejar de lado las falsas creencias que se han impuesto en torno a la comida y a cómo debemos manejarla.

Actualmente y con el desarrollo de las redes sociales, se ha propagado un falso ideal de vida sana y de alimentación balanceada. No hay espacio en este nuevo mundo "fitness" para que el cuerpo tome decisiones y hable por sí mismo. Constantemente las mentes jóvenes y adultas están siendo bombardeadas para consumir una cantidad de suplementos y dietas hipercalóricas disfrazadas de *"healthy"*. Este es el camino que está llevando a la obsesión por los cuerpos, a las enfermedades de la conducta alimentaria y a la inconformidad.

El ayuno consciente quiere romper con el ciclo vicioso que muchos padecen: baja autoestima, decisiones apresuradas, caminos fáciles y derrotas inminentes. Es momento de dejar de presenciar al cuerpo como un objeto que debe moldearse a los estándares y comenzar a comprenderlo como parte de ti y como un hogar al que perteneces y al que debes escuchar, atender y resguardar. El cuerpo es un templo que debemos honrar de la misma forma que honramos a nuestro mundo exterior.

Si alguna vez has sentido que tu cuerpo se ha desconectado de ti, que lo has herido, que no lo has oído o que no lo sientes como tuyo, quizás la ideología que hay detrás del ayuno consciente te ayude a crear esa conexión tan necesaria y vital.

¡Siéntete y siente el cuerpo que habitas!

Printed in Great Britain
by Amazon